岩波現代文庫

社会 30

ノーマン・カズンズ
松田 銑〔訳〕

笑いと治癒力

岩波書店

ANATOMY OF AN ILLNESS
AS PERCEIVED BY THE PATIENT

by Norman Cousins

First published 1979 by W. W. Norton & Company, New York.

First Japanese paperback edition published 1996,
this edition published 2001
by Iwanami Shoten, Publishers, Tokyo
by arrangement with W. W. Norton & Company, New York
through Japan UNI Agency, Inc., Tokyo.

兄ロバートと妹ソフィー・ジャンヌに捧げる。

目　次

第一章　私の膠原病回復記

この書物は一九六四年にわたしがかかったある難病のことを題材にしている。わたしは長年の間それについて書くことをはばかってきた。それはわたしと同じ病気に悩む人たちに間違った希望を持たせることになりはしないかと恐れたからである。それだけでなく、わたしはたった一つの症例というものが医学研究の年代記の中では小さな位置しか占めず、せいぜい「挿話」か「体験記」ぐらいの価値しか持たないということをよく知っていた。しかしわたしのその病気の話は一般紙や医学専門誌の中で何度もトピックとして取り上げられたので、わたしのところへ手紙を寄せて、お前が医師も回復不能と信じた、動けなくなる病気を「笑い飛ばして」全快したというのは本当かと問い合わせてくる人が多くなった。そういう質問のことを考慮して、わたしは、前に報道されたよりももっと完全な説明を発表したほうがいいと考えるようになったのである。

それは一九六四年八月のことだった。わたしは海外の旅から飛行機で帰国したが、少し熱があった。最初のうち何となく身体中がズキズキするような不快感を感じたが、それが見る見る悪化した。一週間経たないうちに頸も腕も手も指も脚も動かすのがむつかしくなった。血沈は八十を越えた。あらゆる診断用検査の中で「血沈」は医師にとってもっとも有用なテストの一つだが、その方法は至極簡単明瞭である。赤血球が試験管の中で沈下する速度(一時間当りのミリメーター数で表わす)は一般的に炎症や感染の程度に正比例するものである。インフルエンザなどのような普通の病気だと、血沈はまぁ三十か、せいぜいのところ四十ぐらいになる。しかし血沈が六十を上廻って、七十にもなると、医師はありふれた軽症の患者ではないと判断する。わたしは入院した時に血沈が八十八に達し、一週間以内にそれが百十五にまでなった。これは通常危篤状態の信号と見なされる数字だった。

血沈のほかにもいろいろな検査が行われたが、その中には患者のためというより、病院の臨床検査の能力を誇示するためとしか思えないようなものもかなりあった。ある日一日のうちに四つの別々の部から四人の技師がやって来て、都合四回、それぞれに相当大量の血液の標本を採って行った時には、わたしはまったく驚き呆れてしまった。病院が検査を調整して、一つの血液標本を分けて使うぐらいの配慮もしないということは、不可解で、無責任としか思えなかった。たとえ健康な人間からでも、一日のうちに四回も大量の血液を採るというのは、望ましいことではない。わたしはその翌日また同じ技師たちがそれぞれの部の検査室で使う血を採ろうと容器を持ってやって来た時、連中を追い返し、病室のドアに、わたしは三日に一回しか血液は採らせない、そして各部は一つのバイアル瓶の血を分け合って使ってほしいという掲示を張り出させた。

そのうちに間もなくわたしは、病院は重症患者の居るべき場所ではないと確信するようになった。基本的な衛生尊重の観念が呆れるほど欠如していて、ぶどう状球菌その他の病原体がまたたく間に病院中に拡がりかねない状態であるし、また何かと言えばレントゲンを撮りまくり、トランキライザーや強力な鎮痛剤を無差別に乱用しているとしか思えないし、しかも時にはそれが患者の治療上の必要よりもむしろ病院の職員側の看護の都合から行われているらしかった。また病院の日課のほうが患者の休養の必要よりも優先するのがしきたりになってしまっている。(病人にとって、熟睡というものは得がたい天恵であり、勝手に妨害されてはならないのである。)

すべてそういう慣習がわたしには現代の病院の重大な欠陥と思われた。

しかしもっとも重大な欠陥は栄養の面だろう。それはたんに食事の栄養のバランスが取れていないということだけではない。わたしの目に許しがたいこととして映ったのは、加工食品の乱用である。その中には防腐剤や有害な着色剤を含むものがあった。漂白した小麦粉と軟化剤とを使った白パンが毎食出されたし、野菜は煮過ぎで、栄養価がほとんどなくなっていることが多かった。一九六九年ホワイトハウスで開かれた「食品、栄養、保健に関する会議」が、医学校の大きな誤りは栄養学の軽視であると悲観的な報告を行ったのも不思議ではない。

主治医は病院のやり方に対するわたしの批判的な意見に反論はしなかった。わたしは幸いなことに、患者の立場に身を置いて考えることのできる人を主治医に持った。その人、ウイリアム・ヒッツィグ博士は、わたしが病院検査室の助手どもの勝手放題な、血に飢えた襲撃を追っぱらったやり方は正しかったと賛成してくれた。

ヒッツィグ博士とわたしとは二十年以上もの間親友としてつき合っていたから、博士はわたしが医学関係のことに深い興味を持っていることを知っていた。わたしたち二人は『ニューイングランド医学誌』(NEJM)や『ランセット』などのような医学関係の新聞・雑誌の記事について度々議論を交わしたことがあった。博士は、わたしの病気については率直に話をしてくれた。博士はコンサルタントとして招いたいろいろな専門医の報告をまとめた上、正確な病因については診断が一致していないと教えてくれた。しかしともかく、わたしが重症の膠原病(結合組織の疾患)にかかっているという点では意見は一致していた。すべての関節炎とリューマチとはこの膠原病の一種である。膠原《コラーゲン》というのは組織どうしを結合する繊維質のことである。だから、わたしの身体はいわばばらばらになりかけていたのだ。わたしは手足を動かすのも不自由で、ベッドの中で寝返りを打つことさえかなりむつかしかった。全身の皮下に砂利のような小結節が現われたが、それはこの病気が全身性のものであることを示していた。病状が特に悪化した時には、わたしは口を開くことさえおぼつかなかった。

ヒッツィグ博士はニューヨークのホーワード・ラスク博士のリハビリテーション診療所から専門家を招いた。その専門家たちは今までの一般的診断を裏書した上、さらに病名は強直性脊椎炎であると詳しい診断を下した。それは脊椎の結合組織がばらばらになる病気のことだった。

わたしはヒッツィグ博士に全快の見込みはあるのかと聞いた。博士は包み隠さず、専門家の一人が全快のチャンスは五百にひとつだと言ったことをわたしに打ち明けた。その専門家はまた、自分の経験ではこんな全般的な症状から回復した例を見たことはないと話したという。

そうヒッツィグ博士から聞いて、わたしは大いに考えさせられた。その時までわたしはどちらかと言えば、自分の病気のことはお医者まかせという態度だった。しかしこうなってみると、否でも応でも、自分で何とかしなければならないという気になった。その五百人中の一人になるつもりなら、当然のこと、単に受身の傍観者に甘んじていてはだめだとわたしは思った。

わたしはヒッツィグ博士に、この病気の原因として考えられるものは何かと尋ねた。博士は、いろいろの原因が考えられる、そのどれひとつからでもこの病気は起こり得ると答えた。例えば重金属中毒から起こったかも知れないし、あるいはまた連鎖状球菌感染によるものであるかも知れない、というのだ。

わたしはそこで、発病直前の出来事を一所懸命に順々に思い出してみた。わたしは一九六四年七月に、文化交流問題を検討するためのアメリカ代表団の団長としてソ連へ行った。会議はレニングラードで開かれ、その後一行は補足的な会議のためにモスクワへ移った。わたしたちのホテルは住宅地域にあり、わたしの部屋は二階だった。毎晩ディーゼル・トラックの行列が、二十四時間作業をつづけている近くの住宅建設工事現場へ往来していた。

夏のことで、わたしの部屋の窓は開け放しにしてあり、わたしは毎晩寝苦しく、朝起きると少し吐き気がした。モスクワでの最後の日、空港で大型ジェット機がすぐ目の前の滑走路の上で向きを変えながら、わたしめがけてまともに排気ガスを吹きつけた。

そういうモスクワでの経験を思い返して、わたしはホテルと空港でディーゼル・エンジンの排気中の炭化水素にさらされたことが今度の病気の根本的原因と関係があるのではないかと考えた。もしそうだとすれば、重金属中毒という医師たちの推測が当っているのかも知れない。しかしこの推理の難点は、旅行中ずっと同行し、同じ排気を吸った妻が平気で何ともないということだった。二人のうち片方だけが病気の反応を示すということがあり得るのだろうか？

なおよく考えてみると、わたしには、この反応の相違について二つの説明が可能なように思えた。第一はそれぞれの個人のアレルギーの関係である。第二はその時わたしの副腎が極度の疲労状態にあり、免疫機能が完全に働いている人にくらべて、毒物にさらされると抵抗力が弱かったという説明である。

それでは副腎の疲労がわたし自身の病気の一因だっただろうか？

わたしはその点をもう一度よく考えてみた。レニングラードとモスクワでの会議は楽な仕事ではなかった。書類の作成・整理に追われて、わたしは毎晩のように夜更かしした。儀礼的なお勤めもあった。モスクワでの最後の夜は、少なくともわたしにとっては、なにもかも思わしく運ばず、手違いばかりだった。ソ連代表団の団長がモスクワから三、四十マイル離れた自分の別荘《ダーチャ》でレセプションを開く予定になっていたが、わたしは、予定の時刻より一時間前にそこに到着して、ソ連代表たちに晩餐に出席するアメリカの客一人ひとりのことをあらかじめ説明してほしいと頼まれていた。ソ連側はアメリカ人をゆっくりくつろがせたいと懸命になっていて、そういう情報を知れば、客のもてなしに役立つだろうと考えていたのである。

わたしの受けた通知では、モスクワの政府の車のプールから運転手つきの車が三時三十分にわたしのホテルに迎えに来るということだった。それならば別荘までドライブして行っても、五時までにはゆうに到着できるだろう。五時にはソ連側の会議出席者の全員が、団員たちについてのわたしの説明を聞くためにそこに集まる。わたし以外のアメリカ代表団は六時に別荘に到着するはずであった。

しかし六時には、わたしはモスクワから見当外れの方角の広野のまん中にいた。運転手に指令が伝えられる時に行き違いがあったために、車は正しいコースから八十マイルばかりも脇にそれてしまったのだ。最後にやっと方角の見当がついて、車はモスクワへ向けて引返し始めた。ところが運転手は安全運転第一に仕込まれていて、スピードを上げて時間を取り返す気がまるきりなかった。わたしは運転手が、野球と同じくカーレースもソ連が元祖だということを立証しようという衝動に駆られてくれないものかとひたすらに祈りつづけた。

車は九時過ぎにやっと別荘に着いた。主人の奥さんはげっそりした顔をしていた。スープは何度も温めなおされ、子牛の肉はひからびてしまった。わたし自身も相当にへこたれていた。翌日のアメリカへの帰りの飛行は実に長かった。飛行機はひどく混んでおり、ニューヨークに到着し、行列のできた税関のカウンターで申告をすませ、コネチカットへ車に揺られて帰って来るまでには、わたしは骨身にこたえる不快感をはっきり感じていた。それから一週間後にわたしは入院したのだ。

その海外での体験を思い返してみた時、わたしは病気の原因についての自分の推理は多分はずれていないと感じた。すぐ前に言ったように、妻が平気だったのに、わたしだけがディーゼルとジェットの排気汚染にやられたのは、わたしの副腎が非常に疲労し、その結果、身体の抵抗力が低下していたからだといよいよ確信を深めたのだ。

もしこの仮説が当っているとしたら、わたしは自分の副腎をもう一度正しく機能させ、ウォルター・B・キャノンがその名著『肉体の智慧』の中で「ホメオスタシス」(生体恒常性)と呼んだものを回復させなければならない訳だった。

わたしは自分の内分泌系――特に副腎――の完全な機能回復が、重症の関節炎と(いやその点では他のあらゆる病気とも)戦うための絶対必要条件であることを知っていた。わたしがかつて医学誌で読んだ研究報告によれば、妊娠中の婦人の場合、関節炎やその他のリューマチ症状が軽くなることが多いと言う。その理由は、妊娠中には内分泌系が十分に活動するからだと説明されていた。

では、どうしたらわたしの副腎と内分泌系全般とをもう一度活発に動かせるのだろうか。わたしは十年ばかり前にハンス・セリエの古典的な名著『生命のストレス』を読んだことを思い出した。セリエはその書物の中で、副腎の疲労が、欲求不満や抑えつけた怒りなどのような情緒的緊張によって起こり得るということを非常に明快に示し、不快なネガティブな情緒が人体の化学的作用にネガティブな効果をおよぼすことを詳しく説明していた。

それを思い出した途端に、当然の疑問がわたしの心に湧いてきた。では積極的、肯定的な情緒はどうなのだろう。もしネガティブな情緒が肉体のネガティブな化学反応を引き起こすというのならば、積極的な情緒は積極的な化学反応を引き起こさないのだろうか。愛や、希望や、信仰や、笑いや、信頼や、生への意欲が治療的価値を持つこともあり得るのだろうか。化学的変化はマイナスの側にしか生じないのだろうか。

たしかに、積極的な情緒を引き起こすということは、水道の栓をひねってホースの水を出すように簡単にはいかない。しかし自分の情緒をある程度までコントロールできれば、それだけでも病理学的にいい効果を生ずるかも知れない。不安の念をある程度の自信感で置きかえるだけでも役に立つかも知れない。

そこで、健全な情緒を追求する組織的な計画がわたしの心の中で形を取り始め、わたしはいずれ主治医にその計画の相談をしなければなるまいと思った。しかしその実験には、明らかに二つの前提条件が必要と思われた。第一の前提条件はわたしの受けている投薬法に関係していた。もし多少でも毒性のある薬が使われているとすれば、わたしの計画の成功は疑わしい。第二の前提条件は病院に関する問題だった。わたしには、何とかもっと積極的な人生観を持たせてくれるような場所を見つけなければいけないということがよくわかっていた。

この二つの前提条件を別々に吟味して見よう。

まず投薬法。それまでわたしの治療に主として使われていたのは鎮痛剤——アスピリン、フェニルブタゾン(ブタゾリジン)、コデイン、コルヒチン、催眠薬——であった。アスピリンとフェニルブタゾンとは抗炎症剤だから、治療法としては間違いではない。しかし果たしてそれらに毒性がないものかどうか、それはどうも確かでないようにわたしには思えた。調べてみると、わたしは当時使われていたほとんど全部の薬に対して過敏性であることが判明した。病院はそれまでわたしに極量を投薬していた。一日にアスピリン二十六錠とフェニルブタゾン十二錠であった。それでは、わたしが全身にじんま疹ができて、何百万匹の赤蟻に皮膚を咬まれているように感じたのも当然だった。

わたしの身体が鎮痛剤の薬漬けになり、その中毒を起こしているかぎり、積極的な化学変化を期待できるはずがなかった。わたしは『サタデー・レビュー』の調査係の一人に命じて、医学誌の中の関係資料をくわしく調べ上げさせた結果、フェニルブタゾンばかりか、アスピリンのような薬まで副腎に重い負担をかけるということを発見した。さらにフェニルブタゾンは現在製造されている薬の中でももっとも強い抗炎症剤の一つであるということもわかった。それはフィブリノゲン(線維素原)に拮抗作用をおよぼす結果、血便を起こさせたり、耐えられないようなかゆみや不眠症を起こさせたりすることがある。また骨髄の機能低下を招くこともあり得る。

一方アスピリンはもちろん、もっとも健全ないい薬という名声を博している。少なくとも一般大衆の間ではそうである。一般の印象では、アスピリンは入手し得る中で一番安全無害で、しかも一番よく効く薬ということになっている。しかしわたしは、医学誌に載っている研究をよく調べてみて、アスピリンが本来非常に強い薬であり、使用に当っては相当の注意が絶対必要なことを悟った。とすると、それが医師の処方箋や指導なしに無制限に買えるという事実はどう見てもおかしい。アスピリンは少量でも、内出血を起こすことがある。医学誌の記事には、アスピリンの化学成分がフェニルブタゾンの化学成分と同じく血小板の血液凝固機能をそこなうと報告されていた。

考えれば考えるほど、それは気がかりなことであった。わたしは心の中で独り尋ねてみた。こんなに長年広く受け入れられてきたアスピリンが実際には、関節炎などのような膠原病の治療にとって有害だということがあり得るだろうかと。

しかし医学の歴史には、長年用いられてきた薬や治療法が結局は有害無益とわかったという例はふんだんにころがっている。例えば、何世紀もの間医師たちは、患者の血を抜く瀉血《しゃけつ》がほとんどあらゆる病気をはやく治すための必須の療法と信じていた。ところが、十九世紀もなかばになって、瀉血は患者を衰弱させるだけだということが発見された。チャールズ二世の死因は一部瀉血のためと今では信じられている。ジョージ・ワシントンの死もこの療法による大量出血によって早められた。

二十世紀後半に生きているからと言って、それだけで愚劣・危険な薬剤や療法の害から安全だとはいかないことをわたしは悟った。いつの時代にも、それぞれに特有の万能薬という迷信がある。幸いに、人間の身体はすばらしい耐久力を持っているから、何世紀にもわたって医師の処方したありとあらゆる(人体冷凍法から獣糞までの)攻撃に耐え抜くことができたのだ。

もしわたしがアスピリンとフェニルブタゾンの摂取を止めたらどうだろうか? そうしたら身体の痛みはどうなるだろうか? その時分には、わたしの椎骨と、関節のほとんど全部が、まるでトラックに轢かれているように痛んでいた。

わたしは痛みは心構えによることを知っていた。たいていの人は、どんな痛みでも痛みとなれば、あわてふためく。痛みはこわいという広告に取りまかれて、おどされつづけているから、ちょっと痛みらしいものを感じると早速にあれこれの鎮痛剤を使う。われわれは痛みについて甚だしく無知だから、合理的にそれに対処することがほとんどできなくなっているのだ。しかし痛みは人体の魔術の一つだ。それは肉体が脳に向けて、何か故障があるぞと知らせる信号なのだ。ハンセン病の患者は痛みの感覚を授けてほしいと神に祈る。ハンセン病が恐ろしい病気である理由は、ハンセン病患者が、たとえ手足に害を受けても、普通何の痛みも感じないからだ。痛みという警報を受けないから、むざむざ手の指、足の指を失ってしまうのだ。

たとえ痛みがあっても、それが根本的な必要をみたす過程の進行を示すものとわかれば、我慢することができるだろう。その根本的な必要とは、結合組織の持続的崩壊を阻止する肉体的機能の回復だ。そうわたしは思った。

もう一つの問題ははげしい炎症だった。もしアスピリンの使用を止めるとしたら、炎症と戦うのにはどうすればよかろうか。わたしは前に医学誌の中で、アスコルビン酸(ビタミンC)が(気管支炎からある種の心臓病にいたるまで)多種多様の病気と戦うのに有用であるという記事を読んだのを思いだした。ではビタミンCは炎症にも効くだろうか。ビタミンCは直接に患部に作用するのか、それとも体内の内分泌系、特に副腎の働きの促進物質の役を果たすのだろうか。ビタミンCが副腎の「栄養補給」を左右する役割を果たすということも考えられるだろうか。そう心の中で自問自答した。

わたしはビタミンCが血液の酸素化を助けるということも医学誌の中で読んだ。酸素化の不足ないし障害が膠原病の一つの要因であるとしたら、それもまたビタミンCを使用する論拠の一つになり得るのではないか。さらにある医学的報告によれば、膠原病患者にはビタミンCが不足しているという。それは膠原病による組織破壊に対抗する過程で、大量のビタミンCが消費されてしまったことを意味するのだろうか。

わたしはこうしていろいろと考えたことをヒッツィグ博士に相談してみた。博士は、病因に関する推測や、回復の障害を減らす手段についてのわたしの素人考えにじっと耳を傾けていた。

そして博士は、わたしの生への意欲のなみなみならぬ強さがよくわかったと言い、一番大切なのはわたしが自分の言ったことすべてに対する信念を失わぬことだとはげましてくれた。博士はまた、回復の可能性についてわたしと同じように希望を持っており、博士とわたしとの相互協力という考え方はまことに結構だと言った。

まだ病院からよそへ引っ越す手筈がすまないうちから、わたしたちは、体内の化学作用増進法の一つとして、積極的情緒の完全発揮をめざす計画を開始した。希望と愛情と信頼とを持つことは別にむつかしくはないが、さて笑いとなるとどうしたものだろうか？　脊椎と関節の骨が一本残らず火がついたように痛みながらあおむけに臥ているのは、面白いどころの騒ぎではない。そこでわたしは順序を立てて計画を実行するように指図した。まず手始めには滑稽な映画がよかろうとわたしは思った。人をかつぐテレビ番組「どっきりカメラ」のプロデューサー、アレン・ファントが自分の代表作から選んだフィルムと映写機とを送ってくれた。看護婦が映写機の使い方を教わった。昔のマルクス兄弟のフィルムまでわたしたちは探し出して、手に入れた。そして窓のブラインドを下ろして、映写機をまわした。

効果はてき面だった。ありがたいことに、十分間腹をかかえて笑うと、少なくとも二時間は痛みを感ぜずに眠れるという効き目があった。笑いの鎮痛効果が薄らいでくると、わたしたちはまた映写機のスイッチを入れたが、それでもう一度しばらく痛みを感ぜずにいられることが多かった。時には看護婦が、いろいろ集めてきたユーモアの本の中からあれこれと読んでくれた。特に役立ったのは、E・B・ホワイトとキャサリン・ホワイトの共著『アメリカ・ユーモアの支金庫』とマックス・イーストマンの『笑いの楽しみ』とだった。

笑い（および積極的な情緒一般）がわたしの身体の化学作用に好影響をおよぼしていると

信ずるのは、どの程度科学的であろうか。もし笑いが実際に身体の化学作用に健全な影響をおよぼすとすれば、少なくとも理論上は、組織の炎症に対する抵抗力がそれによって高まるはずだ。そこで愉快な小ばなしを聞く直前と、それから数時間後とに血沈の測定を行ってみた。するといつも少なくとも五ポイント低くなっていた。その数字の差自体はそう大きくはないが、しかしそれは持続的であり、累積的だった。わたしは、笑いは身体の薬という昔からの説に病理学的な根拠があるということを知って、嬉しくてたまらなかった。

しかし病院の立場からは、この笑い療法にはマイナスの副作用が一つあった。それはほかの患者たちの邪魔になることだった。しかしこの病院側の反対は長くはつづかなかった。と言うのは、わたしがホテルの一室に引っ越す手筈がととのったからだ。

ホテルに引っ越したことに伴う意外な利益の一つとして、ありがたいことに、経費が病院の三分の一ばかりに減った。そのほかにも数え切れぬほどの利益があった。もう身体を洗うとか、食事だとか、投薬だとか、ベッドのシーツの取り換えだとか、検査だとか、病院のインターンの診察だとか言ってたたき起こされる心配がなくなった。のんびり落ち着いていられる気分が実にすばらしく、それが一般的な症状の好転を助けることは間違いないとわたしは感じた。

さてそれでは、ビタミンCはわたしの回復計画全体の中で、どんな役割を演じたであろうか。わたしがヒッツィグ博士にビタミンCについての自分の考えを相談したとき、博士がこの問題について、まったく自由な、とらわれない態度であることがよくわかった。しかし博士は、科学的研究の結果、いろいろむつかしい問題のあることを教えてくれ、またビタミンCを大量に摂取すると、腎臓を害する危険が若干あることも警告してくれた。しかし腎臓は当面の問題ではなかったから、差引して考えれば、その危険を賭してやってみる値打ちがあるようにわたしには思われた。そこでヒッツィグ博士に、ビタミンCの大量投与の前例の記録があるかどうか尋ねると、博士は、わたしの入院していた病院で患者たちが筋肉内注射によって三グラムまで摂取した例があるということを確かめてくれた。

そういう注射による投薬法を考えてみた時、わたしの心にはある疑問が浮かんだ。ビタミンCを直接に血流中に送りこむほうがビタミンCの効果を増す用法であるかも知れないが、しかし急激に大量に注入されたビタミンCを利用する能力が人体に備わっているだろうかとわたしは危ぶんだのである。ビタミンCの大きな長所の一つは、人体がその必要量だけを摂取して、残りを排泄してしまうことである。それはわたしも知っていた。そして今さらに、キャノンの「肉体の智慧」という言葉を思い出しもした。

だが、人体によるビタミンCの利用には時間の係数がありはしないだろうか。考えれば考えるほど、わたしには、人体はビタミンCをそう速くは利用できないから、大量に体外に排泄してしまいそうに思えてきた。とすれば、ビタミンCをゆっくり三、四時間かけて静脈内へ点滴で注入するほうが方法としてまさっているのではないかとわたしは考えた。その方法によれば、三グラムよりもずっと多くを投薬できるだろう。わたしの希望としては、まず十グラムから始め、日を追って量を増やしていき、最後には二十五グラムまで到達したかった。

わたしが二十五グラムという目標を洩らした時、ヒッツィグ博士は目を丸くした。それは今までの一切の投薬量の記録とまったくかけ離れた大量であった。博士は、それは腎臓だけでなく、腕の血管にも悪作用をおよぼしかねないから、用心しなければいけないと注意した。博士はさらに付け加えた。人体が二十五グラムのビタミンCを(急速に尿によって体外に排泄するという方法以外で)四時間のうちに処理し得るという仮説には、自分の知るかぎり裏付けのデータは一つもないと言うのである。

しかしそれまでの場合と同じく、「これはもっと大きな博打だ」というのがわたしの気持だった。相手の正体が何にせよ、とにかくわたしの結合組織を食い荒らしているものと戦わねばならぬということにくらべれば、血管を多少失うぐらいのことは大事の前の小事だった。

わたしたちのしていることが的外れかどうかを確かめるために、最初に十グラムのビタミンCを静脈へ点滴する以前に血沈を計り、四時間後にもう一度くり返して計った。なんと、その結果は九ポイントも低くなっていた。

こんな天にも昇る嬉しさを感じたことは稀だった。ビタミンCが効いているのだ。笑いもよかったのだ。その二つが力を合わせて、結合組織をおかしている何かの毒をぐんぐん退治しているのだ。熱が下がってき、脈搏も前のような乱調子ではなくなった。

わたしたちはビタミンCの投与量を増やしていった。二日目には十二・五グラム、三日目には十五グラム、そしてとうとう一週間目には二十五グラムに達した。その一方で笑いの日課にも全力をあげていった。そしてわたしは完全に薬や睡眠薬と縁を切った。睡眠——無痛で自然の快眠——の時間がしだいしだいに長くなっていった。

八日目の終り頃には、手の親指を動かしても痛みを感じないようになった。その時までには血沈の値が八十台になり、なおぐんぐん下がりつづけていた。気のせいかも知れないが、首のまわりや手の甲の、砂利のような結節も小さくなりだしたようだった。もう全快疑いなしという自信がわたしの心に湧いてきた。身体の自由がきき始めた――そう感じる気持はとても言葉に言い尽せないほどすばらしかった。

しかしそうした病状が一夜で消えてしまったかのように誤解されては困る。わたしは何カ月間も、高い棚の上の書物を取り下ろそうとしても、両腕が十分持ち上がらなかった。オルガンの鍵盤をたたこうとしても手の指が思い通りに素早く動いてくれないし、頸をまわそうとしても、一定の範囲しかまわらなかった。両膝がどうもがくがくして、時々金属製の副木を当てなくてはならなかった。

しかしたとえそんな状態であっても、わたしは『サタデー・レビュー』の仕事にもどって、完全に一日中働けるだけに回復した。それはわたしにはまったく奇跡であった。

このままでいけば、百パーセントの回復も可能だろうか？　身体の運動機能は一年一年と回復している。動いても痛みは感じなくなった。ただ片方の肩と両膝（金属製の副木は外せるようになったけれども）とだけが例外だったが。長い間テニスやゴルフで球を打つと手首に激痛を覚えていたが、それももう感じなくなった。馬に乗ってまっしぐらに走ることもできるし、カメラをしっかり構えることもできる。そしてバッハの「トッカータとフーガ　ニ短調」を演奏してみようという大望をとりもどしもした。（実際にやってみると、思ったよりずっとむつかしく、なかなか上達しなかったけれど。）頸のほうも、専門家がつい一九七一年まで、「変性的なものだから四分の一だけまわるので我慢するほかない」と言っていたにもかかわらず、今では完全にまわるようになった。

わたしが、膠原病の治療にアスピリンを使用することの危険性について科学的な確証を知ったのは、発病の時から七年後だった。医学誌『ランセット』の一九七一年五月八日号にM・A・サーウド博士とR・J・コーエン博士の共同研究が発表されたが、それによると、アスピリンは人体内のビタミンCの保持作用を妨げる可能性があると述べられていた。両博士の説明によれば、リューマチ性関節炎の患者は、血液中のビタミンCの量が低い水準まで下がることがしばしば認められるから、ビタミンCを余分に取らなくてはいけないという。とすれば、わたしがあのように大量のビタミンCを吸収しながら腎臓障害その他の合併症を起こさなかったのも不思議ではない。

この病気の経験全体からわたしが引き出した結論は何かと言えば、第一に、生への意欲というものはたんに理論的抽象ではなくて、治療的な特徴を持つ生理学的実在だということだ。第二に、わたしの主治医はたまたま、医師の最大の任務とは患者の生への意欲を最大限まではげまし力づけ、病気に対する心身両面の自然の抵抗力を総動員させることだという認識を持つ人であったが、それは本当に信じられないほどの幸運だった。現代の医師は強力な薬剤という、危険性を含む武器の厖大なストックを握っているが、ヒッツィグ博士は、患者のほうがそれに勝るものを持ち合わせているようだと納得した時には、すぐさまその武器の使用をあきらめる度量があった。また博士は、医療がいまだに未開拓の分野に挑む職業であることを知るだけの良識を備えた人でもあった。そして確言はできないが、わたしの勘によると、博士はわたしの回復の主な原因は患者本人が全面的に治療に関係し、それに没頭したことだと考えているらしい。

わたしはこれまでに、病気が悪化の一途を辿っており、治療の手はないと専門家に宣告された時、どう思ったかとよく尋ねられた。

その答えは簡単である。わたしはその宣告に服さなかったから、いわゆる不治の病気につき物の恐怖と落胆と狼狽のサイクルにはおちいらなかった。しかし、だからと言って、わたしが事の重大さをまったく気にしなかったとか、始めから終りまで朗らかだったとかいう訳では決してない。身体を動かせないという事実だけで、自分の病状は専門家たちがわたしは本当に憂慮しているケースなのだという証拠には十分だった。しかし心の底では、わたしはまだまだ回復の見込みはあると知っていて、一挙逆転勝ちという考えを楽しんでいた。

医師のアダム・スミスがその著書『精神力』の中に書いているところによれば、彼は医師仲間のある人々とわたしの回復の問題を論じ合い、その人たちに向かって、なぜ笑いとビタミンCとの二つが結びついて、そんなに大きな効果をあげたのか、その理由の説明を求めた。それに対する答えは、笑いもビタミンCも回復には無関係で、恐らく何にもせずにいても、わたしは自然に回復しただろうということであったそうだ。

あるいはそうかも知れないが、当時の専門医たちの意見はそんなことではなかった。

二、三人の医師が、このアダム・スミスの記事を考察した上で、わたしは恐らく素人療法のプラシーボ（偽薬）大計画の効験で治ったのだと批評した。

そういう仮説はわたしには一向気にならない。パラケルスス（一四九三―一五四一年）スイスの錬金術士）、ホームズ（オリバー・ウエンデル・ホームズ（一八〇九―一八九四年）アメリカの医師、詩人、ユーモア作家）、オスラー（サー・ウイリアム・オスラー（一八四九―一九一九年）カナダ生まれで英米で活躍した医学者。一七八ページ参照）などのような医学史上有名な人々も、医療の歴史は本当に有効適切な投薬法の歴史と言うよりも、むしろはるかにプラシーボ効果の歴史であることをほのめかしている。瀉血（一八二七年のただ一年間にフランスは、国内産の蛭《ひる》が欠乏したので、三千三百万匹の蛭を輸入した）、催吐剤による嘔吐、一角獣の角との肉体的接触、動物の胃石、曼陀羅華《まんだらげ》、ミイラの粉などのような療法はすべてその時代の医師たちによって、経験的に特効薬として是認されていたことは明白である。しかし今日の医学は、そういう療法がどういう効験を発揮したにせよ(記録によれば、その結果は驚くほど期待通りであることが多かった)、それはみな恐らくプラシーボの力に関係しているものと見なす。

プラシーボ現象についての医学文献は比較的最近になるまであまり多くなかった。しかしこの二十年間にこの問題についての関心が高まってきた。現にカリフォルニア大学ロサンゼルス校の三人の医学者が最近プラシーボの完全な文献目録を編さんした(J・ターナー、R・ガリモア、C・フォックス編『註解プラシーボ文献目録』ロサンゼルス、カリフォルニア大学神経精神科学研究所、一九七四年刊)。このプラシーボの研究に従事した医学者の中で特に著名なのはアーサー・K・シャピロ、スチュワート・ウルフ、ヘンリー・K・ビーチャー、およびルイス・ラサーニャである。(この人たちの研究のことは次章で論ずる。)自分自身の経験に関連して、わたしはニューヨークのマウント・サイナイ・メディカル・センターのトーマス・C・チャーマーズ博士の研究のことを引用したある報告書に非常に興味を感じた。そのチャーマーズ博士の研究というのは、ビタミンCが風邪の予防薬であるという説の実験のために二組の人たちを比較したものだった。チャーマーズ博士は「ビタミンCだと思ってプラシーボを飲まされているグループは、プラシーボと信じてビタミンCを飲まされているグループより風邪にかかる者が少なかった」と述べている。

わたしは重症で苦しんでいた時に、ビタミンCの静脈内への点滴の効果を絶対に確信していた。そしてその通りにいい効果があった。この治療法が――わたしの行ったほかのあらゆる治療法と同じく――プラシーボ効果の一つの実例にほかならなかったということはたしかに十分に考え得ることだ。

もちろんここまで来ると、われわれはいわば非常に大きな門の扉を開け放そうとしている訳で、あるいは悪くするとパンドラの匣《はこ》を開いているのかも知れない。あらゆる偉大な宗教の文献にはもったいない「奇跡の平癒」の話がたくさん載っているが、そのどれもが、患者が然るべき動機や刺激を与えられると、自分から進んで病気や身体障害からの不思議な回復に一役買い得るということを多少とも物語っている。もちろんそういう可能性や推測を独占的地位にまで高め、それだけを唯一の療法とみなすことは何の造作もないことだ――しかしもしそうしたら、現代医学の全殿堂がアフリカの呪術医の小屋に化してしまうであろう。ただわれわれは少なくともシャピロ博士の引用しているウイリアム・ホールス・リバーズの次のような言葉をよく嚙みしめてみるべきであろう。「今日の医学の顕著な特徴は、もはやこのような精神的要素に無意識的にその役割を演じさせておかないで、それら自体が研究題目として取り上げられており、その結果現代では合理的な精神療法体系の発達が助長されているということである」

われわれの今論じていることの本質は、生への意欲の化学と言えばいいのだろう。わたしは一九七二年ブカレストでアナ・アスランの診療所を訪れた。アスランはわたしの聞いたところではルーマニアの指導的な内分泌学者ということだった。彼女は逞しい生への意欲と脳の中の化学的平衡《バランス》との間には直接の関連があると信じていると語った。また、生への意欲の一面である創造力は活発な脳のインパルスを生じさせて下垂体を刺激し、それによって松果体と全内分泌系に影響する作用をひき起こすものと信ずるとも言った。この彼女の言った過程においてプラシーボが決定的な役割を持つという可能性はないのだろうか。このような分野全体に対して引きつづき真剣な注意を払うべきではあるまいか。

わたしが病気をあやし、手なずけ、征服する上で、主治医の果たした主な功績は何か。それを敢えて推測せよと言われれば、わたしは答えよう。わたしは闘病計画の全体を通じて、ヒッツィグ博士が敬意をもって自分を協力者と見なしてくれているものと信じていたが、博士はわたしがそう信ずるようにすすめはげましてくれた。それこそ博士の大きな功績であった。博士はわたしの本来的なエネルギーを完全に利用した。博士はわたしの自信(向う見ずの勘が固まった確信)が肉体の免疫機構に伝わり、疾患に対抗する力に変えられた、その過程を明確に説明し、診断することはできなかったかも知れない。しかし彼は、わたしの病気の場合には証明可能な通常の療法を超越すべきだと認めた点において、医学の最良の伝統に従って行動していた、とわたしは信ずる。そうすることによって、博士は自己の教えられた医学教育の第一の金言「何よりもまず害するな」という言葉を守ったのだ。

わたしはもう一つのことも学んだ。それは、たとえ前途がまったく絶望的と思われる時でも、人間の身心の再生能力を決して過小評価してはならぬということだった。生命力というものは地球上でもっとも理解されていない力かも知れない。ウイリアム・ジェームズは、人類はともすれば、自分で設けた枠の中に閉じこもって生き過ぎると言った。人間の精神と肉体の双方に、生まれながらに完全性と再生を求めてつき進む力が備わっている。われわれがその自然の力にもっと十分の敬意を払うようになったら、その枠がうんと拡がっていく可能性がある。この自然の力を大切に守り育てることこそ、人間の自由をもっともみごとに発揮する道かも知れない。

第二章　神秘的なプラシーボ

何世紀もの長い年月の間に、医師は処方箋を書くという作法を守るように患者によってしつけられた。たいていの人は、解読不能の魔術的な記号の記された、小さい一枚の紙片を手にしなければ、自分の病気を真剣に取り上げてもらっているように感じないらしい。患者にとっては、処方箋は回復の保証書だ。それは医師が健康を約束する債務証書であり、また医師と患者とをつなぎ留めて、力を授ける心理的なへその緒である。

医師は処方箋に書かれている文句など大した問題ではなくて、処方箋の紙片そのものが何よりも大切な要素であることをよく心得ている。患者は、そのおかげで、どんな病気であろうと、それから脱け出す力を得る。それは珍しいことではない。薬は必ずしも常に必要ではない。欠かせないのは、回復の信念である。そこで患者にとって、有名な薬を日に三度飲むことよりも、安心のほうがはるかに役に立つような場合には、医師はプラシーボを処方するかも知れない。

プラシーボというこの奇妙な響きの言葉が医学に向かってまっすぐに指し示している道の行手には、医学の理論と実践との革命に近いものが待ち構えている。プラシーボの研究がきっかけとなって今や、人間の身体が自分で自分を癒やす機能とか、頭脳が闘病に不可欠の生化学的変化を指示する神秘的能力とかについて、広大な知識の領域が開拓されようとしている。

プラシーボという言葉の起原はラテン語の動詞の「わたしは喜ぶだろう」という一人称単数形である。そしてその古典的な意味は、明確に診断された器質的必要性はないが、むしろ患者の気休めのために与えられる偽薬(通常本物の薬のように見せかけた、無害の乳糖の錠剤)ということだ。しかし近年プラシーボがもっとも頻繁に使われる用途は新薬のテストである。それはテスト中の製剤の示した効果を、プラシーボすなわち偽薬の投薬後の効果と対照して測定するのだ。

一般に医学界の大勢としては、プラシーボは長い間悪評をこうむってきた。多くの医師はプラシーボと言えば、「いかがわしい薬、擬似薬剤」のことだと受け取っていたし、また主に、患者の不快感の真の原因をつきとめる暇のない診療医たちの手間はぶきの道と見なしてきた。

しかし今日では、その見下されていたプラシーボが医学者の真剣な注目の的となっている。アーサー・K・シャピロ博士、故ヘンリー・K・ビーチャー博士、スチュワート・ウルフ博士、ルイス・ラサーニャ博士などのような医学研究家たちは、プラシーボが単に強力な薬剤療法をよそおうだけのものでなくて、実際に一つの療法としての効果も持ち得るという十分な証拠を発見した。この学者たちの見方によれば、プラシーボは、医師がある患者の治療に用いる心理的な支柱であるだけではない。それは人体の化学作用を変化させ、障害や病気に対する人体の自衛力の発動を促す正真正銘の治療手段と認められているのだ。

プラシーボが体内でどんな作用をするかはまだ完全には理解されていないが、あるプラシーボ研究家たちは、プラシーボはまず大脳皮質の働きを活発にし、次にそれが内分泌系一般、特に副腎の機能を促進するという説を唱えている。プラシーボが精神と肉体に作用をおよぼす正確な経路がどんなものであるにせよ、本物の薬剤と同様――時にはそれ以上――の効力を持つという証拠はもう十分に存在している。

シャピロ博士は『アメリカ精神療法誌』に「プラシーボは、不治の悪性疾患を含む器質性疾患に著しい効果をあげることができる」と書いている。レートリルという物質があって、アメリカの多くの一流癌研究センターがそれに何らの薬効も発見できないでいるにもかかわらず、何人もの癌患者がそれで回復したという記録が残っている。その謎を解く鍵はあるいはこのシャピロ博士の説くプラシーボの効果ではないだろうか。

医師は絶対に薬理学的に活性の薬を処方すべきでないなどと言うのは、むろんばかげている。投薬が絶対必要な場合はある。しかしいい医師は常に薬の力に注意するものである。一般に、薬は特定の目標だけに命中する矢のように考えられているが、これぐらい大きな誤りはない。薬の実際の効果というものは、それよりもやまあらしの針がところ構わず突き刺さるのに似ている。どんな薬でも――食物もその点では同様だが――人体の器官系が、人体全体による使用のためにそれを分解する過程をたどる。

従って、何らかの副作用を持たない薬はほとんどない。そして(抗生物質、コルチゾン、トランキライザー、抗高血圧剤、抗炎症剤、筋弛緩剤などのように)妙薬と言われる薬ほど、有害な副作用の問題は大きい。薬は血流の平衡を変えて、再調整することもできるし、血液凝固の速度を速めることも、遅くすることもできる。また血液中の酸素のレベルを低くすることもできるし、内分泌系を刺激し、胃に流れる塩酸の量を増やすこともできれば、心臓を通過する血液の流れを遅くも速くも変えられる。あるいは骨髄の働きを抑制して人体の造血機能を妨げることも、血圧を上下させることも、人体の化学的平衡をつかさどるナトリウム・カリウム交換作用に影響をおよぼすこともできる。

多くの薬について問題になるのは、それが医師のめざす目的以外に、こういうさまざまの作用を持つということだ。従って医師は常に、特定の療法と総体的な危険とのバランスを保つことが必要である。その薬が強力であればあるほど、その釣合いはむつかしい。

薬についての医師のジレンマをさらに複雑にするのは、薬を自動車と同じように考えたがる人が多いという事実だ。そういう人たちは薬についても毎年モデル・チェンジが行われないと満足せず、しかも強力な薬になるほどいいと考える。処方箋に、人から聞いたり、新聞や雑誌で読んだことのある新抗生物質などの妙薬が指定されていないと、その医師はだめだと思うような患者があまりにも多すぎる。

強力な新薬には本当に大きな危険が付き物なのだから、現代の慎重な医師ならば、自分の裁量でよくよく考慮して、絶対必要と思う時には強い薬を指定するが、そうでない場合にはそんな薬は止めて、プラシーボを処方するか、あるいはまったく何も使わないことにするだろう。

仮にここに一人の若い実業家がいるとして、プラシーボの効果を説明してみよう。その実業家は主治医のところへ行って、烈しい頭痛と腹痛とを訴える。主治医は患者に肉体的苦痛だけでなく、いろいろ当面している一身上の問題まで話させて、注意深くそれを聞いた上、この実業家は二十世紀の流行病であるストレスにかかっていると判断する。ストレスは細菌やウイルスから起こるのでないからと言って、患者におよぼす効果がそれだけ軽いわけではない。烈しい病状を生じさせる以外にも、アルコール中毒、麻薬中毒、自殺、家庭崩壊、失業などの結果を生じ得る。ストレスが極端に悪化すると、転換性ヒステリーの徴候が現われることもある。これはフロイトの師のジャン・シャルコーの説明した症状で、患者の煩悶や不安の念が本当の肉体的症状に転換されるものである。その症状は場合によると、非常に苦痛がはげしく、身体障害まで起こしかねない。

実業家の主治医は親身になっていろいろ質問して、患者が妊娠中の妻の健康のすぐれないことを心配し、また自分の会社に新しく入社した若い連中が自分の椅子を狙っているのではないかと懸念しているのだと知る。そこで主治医は、患者に対して根本的には健康上何の異状もないことを知らせて安心させることがまず第一に必要だと考えるが、しかし患者の苦痛が気のせいだとか、本気で案じなくてもいいとかというような言葉は用心して避ける。患者というものは、自分の訴える症状が心因性の起原のものだと診断されると、自分がありもしない症状を想像し、仮病を使っていると非難された、と取りがちだからである。

主治医は、この患者も多分世間並みに、処方箋をもらわないと安心できないのだろうと察しているが、しかし一方で薬剤療法の限界も心得ている。そしてこの患者の場合には有害な効果があると考えるから、トランキライザーを処方することは好まない。アスピリンが頭痛をなおすのはわかっているが、同時にそれが胃腸の調子をさらに悪化させることもわかっている。たった一粒のアスピリンでも内出血をひき起こし得る。消化剤も、患者の腹痛は情緒的な故障からきているのだから、使うわけにはいかない。そこで主治医は、第一にどう間違っても患者に害をおよぼす心配がなく、第二に患者の症状を取り除くような処方を書く。そして実業家に向かって、今渡すこの処方はきっとよく効いて、病気は全快するに違いないと告げてから、じっくり時間をかけて、患者の家庭の問題と会社の問題との解決法の相談に乗る。

一週間後、その実業家は主治医のところへ電話をかけ、あの処方は奇跡のようによく効いたと知らせてくる。頭痛は消え、腹痛も軽くなった。妻の健康についても、妻が産科医のところへ行って診察を受けてからは心配が少なくなり、会社のほうも何とかうまくやれ出したと言う。そして今後どのくらいの間この薬をつづけたらいいのかと尋ねる。

主治医はそれに答えて、薬はもう多分必要ないと思うが、もし症状がまた現われるようだったら、すぐ電話で知らせるようにと言う。

「奇跡」の丸薬はもちろんプラシーボにほかならず、薬理学的特性は一切持っていない。ところがこの実業家に対しては、まるで薬理学的特性を持っているかのような効験を示した。それはなぜかと言えば、丸薬が実業家自身の体内の自己調節力の引き金を引いたからである。患者をストレスから解放するだけの条件が備わり、また、医師が十分な理解を持っていてくれると患者が確信したからこそ、それが起こったのだ。

種々の調査によると、医師の助けを求めてくる患者の九十パーセントまでは、まったく自分の身体の治癒力の範囲内にある、自己限定性の障害なのに、自分の力では治らないときめこんでいるのだという。とすれば、(患者にとっても、社会にとっても)もっとも役に立つ医師というのは、格別大仰な治療などしなくても、自分で全快できる多数の患者と、それができない少数の患者とをうまく見分けることのできる医師だ。そういう医師はいざとなれば、使えるだけの科学的手段と設備とを総動員することをためらいはしないが、しかしそれでかえって、薬よりもエキスパートの力づけのほうを必要とする人たちの自然治癒過程を遅らせたりしないように用心する。そしてそういう人たちに向かっては、場合によってプラシーボを処方することがある。患者は処方箋をもらうほうが安心するものだし、またプラシーボは実際に治療の目的に役立つことがわかっているからだ。

そこでプラシーボは薬というよりもむしろ一つの過程なのである。その過程は患者が医師を信用することから始まり、結局は患者自身の免疫・治癒組織を完全に機能させる点まで継続していく。この過程が効果を発揮するのは、丸薬に魔力があるからではなくて、人体そのものこそ最良の薬屋であり、もっとも効験のある処方箋は人体の書く処方箋だからだ。

アメリカのもっとも有能な医学レポーターの一人であるバートン・ルーシェは一九六〇年に『ニューヨーカー』誌に書いた記事の中で、プラシーボの力の根源は「人間の心の無限の自己欺瞞力」であると言っている。しかしプラシーボの研究家たちはこの解釈には賛成しない。プラシーボ研究家たちは、プラシーボが大きな力を持つのは、それが人体を「だます」からではなくて、人間の生への意欲を肉体的な実在に翻訳するからだと信じており、現にプラシーボが体内のある特定の生化学的変化の引き金の役を果たすという事実を資料で立証することに成功した。患者がプラシーボだと知ったら、プラシーボの生理的な効果は生じないという事実こそ、希望を具体的、本質的な生化学上の変化に変える人体の能力をある程度裏書するものだ。

プラシーボは精神と肉体とが本当は別々のものではないという証拠である。病気は常に両者の間の相互作用であって、精神から始まって、肉体に影響することもあれば、肉体から始まって、精神に影響することもあり、その両方の場合とも同じ血流の作用を受けている。精神的な病気のほとんどを肉体的原因とまったく無関係のように取り扱おうとするのも、また大半の肉体的な病気を精神とはまったく無関係のように取り扱おうとするのも、両方ともに人体の機能の仕方についての新しい証拠に照らして見ると、時代遅れと言わざるを得ない。

プラシーボはどんな条件の下でも効験があるというものではない。その使用の成功するチャンスは、まったく患者と医師との間の関係の質いかんによってきまると信じられている。医師の側の患者に対する態度、患者に医師から軽視されていないと得心させる能力、患者の全面的信頼を得る手腕——すべてそういうものは、単にプラシーボの最大限の活用のためだけでなく、病気一般の治療のためにも、非常に重要な要件である。医師と患者との間に強い結び付きがなければ、プラシーボも大して役には立たないだろう。そういう意味では、医師自身こそもっとも強力なプラシーボだ。

プラシーボを成功させるための医師の役割をまざまざと示す実例として、ある実験があげられる。その実験では、患部から出血している癌患者たちが二組に分けられた。第一の組の患者には医師が、病状を軽くすることが確実な新薬が開発されたから、それを使うと告げた。それに対して第二の組の患者には看護婦が、まだ効果不明の新薬を試験的に使うと話した。第一組の患者の七十パーセントは癌の症状が明らかに軽快したが、第二組は二十五パーセントしか同じ効験を示さなかった。本当は両組とも、まったく同じ「薬」、すなわちプラシーボを与えられていたのだが。

プラシーボの効験については、これまでにどれくらいの科学的実験データが存在するのだろうか。この四分の一世紀の間の医学文献の中のその件数は目を見張るほどである。それを少し紹介しよう。

● ハーバード大学の有名な麻酔学者、故ヘンリー・K・ビーチャー博士は総計千八十二人の患者を対象とした十五件の研究結果を吟味した。この各種の実験では、手術後の烈しい傷の痛み、船酔い、頭痛、咳、精神的不安などの広範囲の症例に、普通の薬でなくプラシーボが使用されたのだが、全体を総合して患者の三十五パーセントが終始「満足すべき症状の軽減」を経験した。医学研究家の報告によれば、プラシーボの効果の認められるその他の生物学的過程や障害としては、リューマチ性関節炎、変性関節炎、血球値、呼吸数、血管運動機能、消化性潰瘍、枯草熱、高血圧、いぼの自発的な症状好転などがある。

● スチュワート・ウルフ博士は、プラシーボ効果は「普通言われているような意味での想像的効果でもなければ、また同じく暗示による効果とも限らない」と書いている。博士のこの言葉はある実験の結果について述べられたもので、その実験ではプラシーボによって、好酸球と呼ばれる特定の血球が正常の個数以上に増えて、組織内を循環するのが認められ、プラシーボが人体の生化学作用を変化させ得ることがわかった。ウルフ博士はその他にも、ある同僚の医師の行った実験で、プラシーボによって血中の脂肪と蛋白との量が減少した例を報告している。

● あるパーキンソン病患者は薬だと言ってプラシーボを与えられたが、この結果ふるえが著しく減った。そのプラシーボの効果が薄れてきた時、今度は同じ物質をこっそり牛乳に入れて飲ませたが、ふるえは再発したという。

● ある軽度うつ病の大規模な研究調査の際、それまで複雑な刺激剤を与えていた患者たちに、その薬を中止してプラシーボを与えて見たところ、今までの薬で示したとまったく同じ回復の徴候を示した。その調査と関連した別の調査で、まだ薬を与えられたことのない百三十三人のうつ病患者にプラシーボを与えて見たところ、その四分の一は非常に良好な反応を示したので、その後の本物の薬による実験からは除外されたほどであった。

●ある患者の集団に抗ヒスタミン剤の代りにプラシーボを与えたところ、その七十七・四パーセントは抗ヒスタミン剤の特徴である眠気を訴えた。

●ビーチャー博士とラサーニャ博士とは手術後の傷の痛みの研究の際、手術直後の患者の集団にモルヒネとプラシーボとを代る代るに与えた。手術後まずモルヒネを与えられた患者は五十二パーセントの軽快率を示したのに対して、まずプラシーボを与えられたほうは四十パーセントの軽快率であった。すなわちプラシーボはモルヒネに対して七十七パーセントの効果を示したのである。ビーチャー博士とラサーニャ博士とはまた、痛みが烈しいほど、プラシーボもよく効くことを発見した。

●八十八人の関節炎患者がアスピリンやコルチゾンの代りにプラシーボを与えられたが、プラシーボが効いた患者の数は、普通の関節炎の薬の効いた患者の数とほぼ同じであった。プラシーボの丸薬を飲んでもまったく症状が軽くならなかった患者の一部にプラシーボの注射を行ったところ、そのうち六十四パーセントは病状の軽減と回復とを報告した。八十八人の患者全体で見ると、プラシーボの効験は単に痛みの軽減だけでなく、食欲や睡眠の増進、排泄の促進を含み、さらに腫脹の減退さえ見られた。

● A・レズリーは、モルヒネ中毒患者たちにプラシーボ（生理食塩水注射）を施したところ、その注射を中止するまでの間、禁断症状が起こらなかったと報告している。

● 一組の医学生たちが抑制薬と興奮薬の効力実験と称する実験に、勧誘されて参加した。彼らはその薬の予期されるいい効果と悪い効果の両方について詳細な説明を聞かされたが、「抑制薬」も「興奮薬」も実はプラシーボであることは教えられなかった。すると全体の半数以上がプラシーボに対して特定の生理的反応を示した。脈搏数が低下したものが被験者の六十六パーセントに達し、動脈血圧の低下は被験者の七十一パーセントに見られた。副作用としては、眩暈、腹部圧迫感、流涙などが生じた。

● ルーマニアのブカレストにある国立老人医学研究所の医官たちは、内分泌系を活発にし、ひいては健康を増進し、寿命を延ばす新薬のテストのために、被験者に知らせずに二段構えの実験を行った。すなわち、年齢は六十歳で、大体同じような地方農村の生活条件下に暮している総計百五十人のルーマニア人を五十人ずつの三組に分け、第一組には一切何も与えず、第二組にはプラシーボを与え、第三組には新薬による通常の治療を施した。そして毎年三組の死亡率と罹患率とを注意深く観察しつづけた。第一組の統計数字は他の同年齢のルーマニアの村民たちと同一であった。プラシーボ療法を受けている第二組は、第一組よりも健康状態が著しくすぐれ、死亡率もかなり低かった。新薬による治療を受けている第三組は、プラシーボ組が第一組よりまさっているのと同程度に、プラシーボ組にまさる結果を示した。

●プラシーボが大きな効果をあげ得るとすれば、それは同時に大きな害を及ぼし得ることにもなる。大脳皮質は積極的な、いい生化学的変化を促すとまったく同様にネガティブな変化も促す。ビーチャー博士は一九五五年頃に早くも『アメリカ医師会誌』の中で、プラシーボが烈しい中毒性の効果を及ぼし、生理的な害を生じることがあり得ると強調した。そこで論じられている一例は、メフェネシンという薬の心理的不安に及ぼす効果の研究であった。この薬は患者によっては、吐き気、眩暈、心悸亢進などのような悪い反応を起こす。メフェネシンの代りにプラシーボが使われても、それを与えられた患者の同じ率の者がまったく同じ反応を呈した。その一人は、プラシーボを服用した後で皮疹を生じたが、プラシーボの投薬を止めると、すぐに治った。もう一人の女性の患者はプラシーボを服用すると、過敏性のショックを起こして昏倒した。三番目の患者は、プラシーボを服用してから十分以内、いや服用前からすでに腹痛を感じ、尿意を催した。

以上のいろいろな例から見ると、プラシーボ効果は、それぞれ程度こそ異なれ、一切の薬にあてはまると結論を下しても誤りではあるまい。実際多くの医学者が、医学の歴史は実はプラシーボ効果の歴史であると信じている。サー・ウイリアム・オスラーは、人間という動物は、薬を飲もうという願望を持つ点で他の下等な動物から区別されると述べて、その見解を裏書している。何世紀もの間に人の服用した「妙薬」の本性を考えて見ると、人間という動物のもう一つの特徴は薬に負けずに生き残る能力とも言えるだろう。いろいろな時代、いろいろな場所で処方された材料は、動物の糞、ミイラの粉末、おがくず、とかげの血、まむしの干物、蛙の精液、蟹の目玉、雑草の根、海綿動物、「一角獣の角」および反芻動物の腸から取ったこぶ状の物質などに及んでいる。

このずらりと並んだ、怪しげな薬と療法とは、その時代、時代には、(今日盛んに持てはやされる薬と同じく)りっぱな医術としてまかり通ったのだ。シャピロ博士はこの表をつくづく眺めた後で、「何千年もの間、無益だけならまだしも、しばしば有害な薬まで処方してきながら、医師がどんなふうにして、歴史上常に名誉と尊敬とを受ける地位に留まり得たのか、不思議に思われるかも知れない」と感想を洩らしている。

その答えを言えば、人々がこの有害な処方にも、その処方の対象となった種々の障害にも打ち勝つことができたのは、ひとえに彼らの医師が薬よりもはるかに大切なものを授けたからだ。それは自分に効くものをもらっているという確固たる信念である。人々は医師の助けを求めて手をさし伸べ、自分たちは助けられるものと信じた——そしてその通り助けを得たのだ。

人々の中には、プラシーボのよく効く人とそれほど効かない人とがある。それはなぜか。従来は高い被暗示性と低い知能との間には相互関連性があり、従って知能指数の低い人々のほうにプラシーボはよく効くものと臆測されていた。しかしこの説は一九四六年の「療法に関するコーネル会議」でH・ゴールド博士によって粉砕されてしまった。博士は広汎な研究調査にもとづいて、知能が高ければ高いほど、プラシーボの効験を受ける潜在可能性が大きいと説いた。

不可避のことであるが、プラシーボの使用には内在的な矛盾がひそんでいる。「患者と医師とのよき信頼関係」がプラシーボの過程には不可欠だが、そのパートナーの一方が重要な情報を相手から隠しているとしたら、その関係はどうなるのだろうか。もし医師が真相を告げたら、プラシーボの土台をくつがえすことになる。一方、真相を告げなければ、信頼の上に築かれた関係を脅かすことになる。

このジレンマから、「医師が患者に対して万事を正直に告げなくても許されるのは、どんな時なのか」という、医師の倫理に関する問題が生じてくる。末期症状の患者の場合には、医師は肉体的な苦痛の上に落胆をつけ加えるのは賢明ではない、いやむしろ無責任でさえあると考えて、真相を回避する道を選ぶかも知れない。では麻薬中毒の場合はどうだろうか。ある医師たちは現在、患者を麻薬から引き離す系統的な方法を試みているが、その一端として本物の麻薬の代りにプラシーボを使っている。その場合ヘロインやコカインに対する反応と同じく、患者の症状は消失する。麻薬に対する劇烈な肉体的要求はやわらぐ――しかし麻薬の毒物効果というその生理学的代価を支払わずにすむ。医師は、療法の真相を患者に知らせないのは医師の倫理違反と感じるからといって、そういう療法をさしひかえるべきだろうか。

さらにもっと根本的な問題として、患者の薬に対する神がかり的な信仰を医師がプラシーボによって助長するのは、一体倫理的かどうか――いやそれより賢明かどうか――という疑問が生じる。今日では、患者が処方を当てにする態度を助長すべきではないと信ずる医師の数が増えている。それはこの医師たちが、患者の薬に対する――プラシーボに対してもその点では同じだが――心理的および生理的従属を強めることがいかにたやすいかをよく知っているからだ。そういう処方を控える態度をとると、患者が筋向うの別の医者のところへ移ってしまうという危険は伴うが、しかしもし十分な数の医師がこの点で従来の慣習と縁を切れば、患者の側でも処方箋というものを新しい目で見なおすようになるかも知れない。リチャード・C・キャボット博士はかつて「患者は一々の症状に対して薬を期待する癖がついている。しかし患者はそんな癖を持って生まれはしなかった……病気とその療法についての誤った考えを植えつけてしまった責任はわれわれ医師にある」と書いた。

医師の倫理についてのもう一つの問題は、多くの医師が、人体の神経系の微妙な構造と機能とに対するプラシーボの効果はまだ十分わかっていないと考えていることだ。ではもっといろいろなことがわかってくるまでは、たとえ効験があっても、プラシーボの利用は見合わせるべきだろうか。

たしかに医術の上では、まだ完全に解明されていない療法や薬を使用した先例がなくはない。脳に高電圧のショックを与えたら、脳の中でどんなことが起こるのか、医師はそれを正確には知らないにもかかわらず、電気ショックは精神病の治療に用いられている。また世界中でもっとも広く使われている薬はアスピリンだが、しかしなぜアスピリンが炎症をやわらげるのかはまだ謎だ。

プラシーボについてすべてが解明され尽していないのは事実だが、今までに知られていることだけから見ても、その研究は医学上、人道上の緊急課題として継続されるだけの値打ちが十分ある。天賦の生命力を探ることは単に思いつきの好奇心を満足させることとは違う。それこそ教育の究極の目的なのだ。

現代のもっとも普遍的な――そして多分もっとも深刻な――健康問題はストレスである。ストレスという概念の総本山ハンス・セリエは、それを「人体の消耗率」と定義している。そう定義すると、ストレスは、ある特定の個人の現在の能力を超過する、情緒的ないし肉体的な一切の要求を含むことになる。

われわれは微生物に対する戦いには大体勝利をおさめたが、精神的安静をかち得るための戦いには敗北をつづけている。われわれをいためつけているのは、われわれの外部の混雑――人間と観念と事件との混雑――だけではなくて、心の中の混雑、過労もそれに加わっている。捌き切れないほどの経験が四方八方から攻め寄せてくるから、消化吸収どころか、整理さえつかない。その結果は紛糾と混乱とだ。われわれは感覚を食べすぎに、感受性を飢餓におとしいれている。

ボリス・パステルナークの『ドクトル・ジバゴ』の中に、こんな文句がある。「明けても暮れても、自分が感じているのとは逆の態度の表明を迫られる。愛してもいないことをむきになって擁護させられる。自分に不幸をもたらすことに随喜の涙を流させられる。これじゃ健康のほうもただですむわけはないさ。ぼくらの神経系は、頭ででっちあげられたいい加減なものじゃない。それは繊維からなる肉体組織なんだ。ぼくらの魂はちゃんと空間上の場所を占め、ちょうど口の中に歯があるように、ぼくらの内部に位置しているんだ。魂に際限もない無理を強いたら無事ですむわけがないのさ。インノケンチィ、きみの流刑の話を聞くのはつらかったよ。きみが流刑中に成長をとげたとか、流刑がきみを再教育したとかいう話を聞くのはね。まるで馬が、自分で自分を乗り馴らしてみせたと話しているようなものじゃないか」(時事通信社刊『ドクトル・ジバゴ』江川卓訳)

患者のたくましい生への意欲がなくては、プラシーボが――どんな薬もその点では同じだが――大きな効果を示せるかどうかは疑問だ。というのは生への意欲こそ未来に向かって開いた窓だから。それが外の世界から受けねばならない援助に向かって人の目を開かせ、病気と戦う肉体自身の力とその援助とを結びつけ、人体にそれ自身の力を最大限に利用できるようにするのだ。プラシーボは生への意欲を詩的な観念から肉体的な現実に変え、一つの支配力に変える役割を果たす。

結局のところ、プラシーボの最大の価値はそれが授けてくれる人生の教訓にある。プラシーボは天界の付添役のように、われわれを地図のない心の通路を通って案内して行き、たとえ日がな一日中マウント・パロマの大望遠鏡に、憑かれたように目をくっつけていても悟れないほど大きい、無限の感覚を授けてくれる。われわれが最後に悟ることは、プラシーボは本当は不必要なもので、人間の心は小さな丸薬の助けなど借りなくても、困難だがしかしすばらしい自己の任務を果たすことができる、という事実である。プラシーボは、形のない物だけでは不安でたまらず、内的な効果には必ず外的な原因があると考えたがる今日の時代だからこそ不可欠な有形物にすぎない。それは大きさと形とがあって、手の中につかめるから、目に見える仕掛と目に見える答えとを求める現代人の熱望にかなうのだ。しかしプラシーボはよくよく眺めていると姿を消してしまい、プラシーボがあるからと言って、自分のことを深く考える必要がなくなりはしないとわれわれに教えてくれる。とすれば、プラシーボは生への意欲と肉体との間を結ぶ使者である。しかし使者は元来なくてもすませる役だ。もしわれわれが自分自身を有形の物から解放することができれば、希望と生への意欲とを、大きな脅威と挑戦とに立ち向かう肉体の力に直接に結びつけることも可能になる。その時心は、物の介入が要るという幻想から脱して、その究極的な機能と、肉体に対する支配力とを発揮することができるだろう。「心はそれ自体の場所であり、おのずから地獄を天国に、天国を地獄に変えることができる」とはジョン・ミルトンの言である。

科学はバイオフィードバックなどというエキゾチックな言葉を作り出して、心による自律神経系の支配を表現しようとしている。しかしレッテルは重要ではない。重要なのは、人間が固定した限界内に閉じこめられてはいないという認識だ。完全性の探求は決して人間の分を越えた冒瀆ではなくて、偉大な神の意図の最高の表現である。

何年か昔、わたしはガボンのジャングル地帯でアフリカの呪術医を実地に見る機会に恵まれた。ランバレーネのシュヴァイツァー病院の晩餐の席で、わたしは何の気なしに、現地の住民たちはシュヴァイツァー病院があるおかげで、呪術医の超自然信仰に頼らずともすむ、幸運なことだと口走った。シュヴァイツァー博士はわたしに向かって、呪術医のことをどれだけ知っているかと尋ねた。わたしは自分の無知の罠に落ちたのである――そして博士も、わたしもそれを悟っていた。その翌日、大先生はわたしを近所のジャングルの中の空地へ連れて行って、「わたしの同業者の一人」と言って、年老いた呪術師をわたしに紹介した。うやうやしく挨拶を取り交してから、シュヴァイツァー博士は、すまないが、このアメリカ人の友人にアフリカの医学を見せてやってほしいと頼んだ。

それから二時間の間、わたしたち二人は脇に寄って、その呪術医のすることを見ていた。呪術医はある患者に向かっては、薬草を茶色の紙袋に包んで、その用い方を指示するだけだった。別の患者に向かっては、薬草は渡さずに、あたりに響き渡る大声で呪文を唱えた。第三の部類の患者に向かっては、低い声で話して、シュヴァイツァー博士の方を指さした。

病院への帰途にシュヴァイツァー博士はその一部始終の説明をしてくれた。呪術医は、すぐに診断できるようなもろもろの症状を訴える患者には特別の薬草を与えて、煎じて飲むようにと教えた。シュヴァイツァー博士は、そういう患者の大半は器質性の障害ではなくて、むしろ機能性の障害だから、すぐになおるだろうと見ていた。従って「投薬」は実は大して入用ではなかったのだ。第二の部類の患者は心因性の軽症の病気だから、アフリカ式精神療法を施したのだった。第三の部類の患者は著しいヘルニアとか、子宮外妊娠とか、肩の脱臼とか、腫瘍症状とか、もっと重い肉体的疾患に罹っていた。その多くは外科手術が必要だから、呪術医は目の前のシュヴァイツァー博士のところへ患者を振り向けていたのだ。

「わたしの常得意の中には呪術医がよこしてくれた人たちがいるんでね」とシュヴァイツァー博士はほんのちらりと微笑を見せて語った。「だからわたしは呪術医の悪口は決して言わないことにしている」

わたしがどうして呪術医なんかに治療してもらって、すぐなおるようなことが起こるのか、その説明を求めると、シュヴァイツァー博士は、そんな問いはヒポクラテス以来代々の医者が隠しつづけてきた秘密を洩らせと言うようなものだと答えた。

「しかしまあ教えてあげましょう」と博士はやはり例のかすかな微苦笑を浮かべてつづけた。

「呪術医が治療に成功するのは、同業のわたしたちすべてが成功するのと同じ理由によるのですよ。どの患者も自分の中に自分自身の医者を持っている。患者たちはその真実を知らずにわたしたちのところにやって来る。わたしたちがその各人の中に住んでいる医者を首尾よく働かせることができたら、めでたし、めでたしなんです」

プラシーボは、その各人の中に住んでいる医者なのだ。

第三章　創造力と長寿

わたしがそもそも創造力と長寿について、またその両者の結合について考え始めたもとはと言えば、もっとも重要な点で瓜二つの人物、すなわちパブロ・カサルスとアルバート・シュヴァイツァーという二人の実例を見たからであった。

わたしが初対面の時、二人ともすでに八十代の老人だった。しかし二人ともはち切れんばかりの創造力に満ちあふれていた。二人とも世の中の人に役立つ自分の事業を持ち、それに打ちこんでいた。この二人の人物から学んだことは、わたしの一生に、その中でも特に病気の時期に、極めて深い影響を与えた。わたしの学んだのは、高遠な目的と生への意欲とが人間存在の主要原料であるということだった。わたしは、その原料こそ人間が達成できるもっとも強力な力を示すものだと確信するようになった。

まずパブロ・カサルスについての観察から始めよう。

わたしが初めてカサルスに対面したのは、プエルト・リコの彼の自邸で、カサルスは後わずか二、三週間で第九十回目の誕生日を迎えるところだった。わたしは彼の毎日の日課に大きな興味をそそられた。大体午前八時頃、若く美しいマルタ夫人が彼の朝の支度を手伝う。カサルスは種々の疾患があって、自分で衣服を着ることがむつかしかった。彼のおぼつかない歩きぶりと両腕の伸ばし方から見て、病気は多分リューマチ性関節炎だろうとわたしは察した。肺気腫にも罹っていることは、その苦しそうな息遣いで明らかだった。カサルスはマルタ夫人の腕にすがって居間に入ってきた。ひどく腰が曲っていて、首を前につき出し、足を引きずって歩いた。両手はふくれ、指は曲っていた。

カサルスは朝飯の食卓を見向きもせずに、ピアノのところへ行った。それが毎日のきまりなのだそうだ。彼はいかにも不自由そうにピアノの前の椅子に腰をおろし、ふくれて曲った指をやっこらさとピアノの鍵盤の上に持ち上げた。

するとわたしの思いもかけなかった奇跡がそこに起こった。カサルスの曲った指が少しずつ開いて、まるで植物の芽が日光のほうへ向かって伸びるように鍵盤へ伸びた。彼の背もピンとまっすぐになり、息遣いもずっと楽になったように見えた。指がピアノの鍵盤の上に落ち着いた。すると深い情感がこもり、しかもみごとなコントロールのきいたバッハの「平均律クラヴィャ曲」の最初の小節が流れてきた。わたしは、カサルスがチェロを選ぶ以前に、数種類の楽器に練達していたことを忘れてしまっていた。カサルスはピアノを弾きながらハミングで曲を口ずさみ、それから「バッハがわたしのここに呼びかける」と言って、片手で心臓の上を押えた。

と思うと、彼はいきなりブラームスのコンチェルトに入ったが、その指はもう素早く、力強くなり、目もくらむような速度で鍵盤の上を走った。彼の全身はさながら音楽と溶け合ってしまったようだった。こわばりちぢんでいた今までの姿はどこへやら、いかにもしなやかに優雅に変わって、関節炎の患部もまったく苦にならないようだった。

ブラームスの曲を弾き終えると、彼は一人で立ち上がったが、居間に入ってきた時にくらべて、姿勢もはるかにまっすぐで、身の丈も高くなっていた。今度は少しも足をひきずったりしないで、朝飯の食卓へ歩いて行き、元気よく食べ、にぎやかに話し、食事がすむと、海岸へ散歩に出かけた。

一時間ばかりで帰ってくると、カサルスは昼まで手紙を書いて、それから昼寝した。昼寝から覚めて出てきた時には、また元通り腰が曲り、足をひきずり、手もゆがんでひきつっていた。ちょうどその日午後の半ばに、テレビ局の撮影・録音班がやってくる予定になっていた。カサルスはその前になって、何とかして今日は中止できないものかと言い出した。今日は面倒な撮影の相手をする気になれない、理由もわからずにやたら撮り直しさせられたり、まぶしい焼けつくようなライトを浴びせられたりするのはご免だというのだった。

こういうカサルスのご機嫌には慣れっこのマルタ夫人は、彼に向かって、あの人たちと逢えば、きっと気分が引き立ちますよと受け合い、この前撮影に来た若者たちが彼の気に入ったことを思い出させ、今度も多分同じ人たちが来るでしょう、特にほら、あの録音監督の若い美人が、と言った。

それを聞くと、カサルスはぱっと顔を輝かせ、「うん、そうだ。あの人たちにもう一度逢えると嬉しいな」と答えた。

午前中と同じように、カサルスは両腕を前につき出し、指を伸ばした。すると背筋がしゃんと伸びた。彼は立ち上がり、チェロのほうへ行って、弾き始めた。彼の指と手と腕とが完璧に相呼応して、頭脳の注文通りにテンポと音程との正確な美を求めて動いた。カサルスより三十歳若いチェリストでも、これほど肉体を思うがままに動かせたら、大いに誇りとすることだろう。

一日のうちに二度までも、わたしは奇跡を見た。もう九十歳近くで、種々の老年障害に悩まされている人が何よりも大事な仕事があると知ると、少なくとも一時的には、苦しみを払いのけることができたのだ。その奇跡の起こり方には別に神秘めいたところなどなかった。それは毎日起こることなのだから。パブロ・カサルスにとって、創造力こそ自分独得のコルチゾンの源泉だった。彼がどんな抗炎症薬を服用したとしても、それが彼の精神と肉体との相互作用で作り出される物質ほどに強力で、安全であったかどうかは疑問だ。

その過程は別に不思議ではない。もしカサルスが情緒的激動に襲われたのであれば、その影響は胃に流入する塩酸の増加、副腎の活動の増大、コルチコステロイドの生産、血圧の増大、心臓の鼓動の加速となって現われたことであろう。

しかしカサルスはそれとは別のものにおそわれていた。それは彼の創造力であり、ある特定の目的を達成しようという彼自身の願望であり、その効果は正真正銘の、はっきり目に見えるものであった。そして彼の肉体の化学作用に対するその効果は、情緒的激動に襲われた場合に勝りこそすれ、劣りはしなかった。

＊

カサルスは身体つきは華奢で、虚弱に近かったが、精神と創造力とにかけては、人並みはずれた巨人だった。彼の態度は明るく、思いやり深く、友人や訪問客の用件や問題にすぐ親身になって打ちこめる人で、人に対する応対はゆったりと心がこもっていた。カサルスはわたしに自分の持っているバッハ自筆の原譜を何点か見せて、自分にとってはほかのどんな作曲家よりもバッハが重要だと語った。

わたしはそれを聞いて、あなたとシュヴァイツァーとの間にはいくつも共通点があるが、その一つはバッハに対する尊敬だと言った。

「親友のアルバート・シュヴァイツァーとわたしとは共に、バッハこそあらゆる作曲家の中でもっとも偉大だと信じています」とカサルスは答えたが、さらに言葉をつづけた。「しかし二人のバッハを好む理由はまったく違います。シュヴァイツァーは複雑な建築的構成という点からバッハを見るのです。複雑多様で偉大な音楽の国に君臨する王者としてバッハを讃えるのです。わたしはバッハを偉大なロマンチストとして見ます。バッハの音楽はわたしをはげまし、本当に自分は生きているのだという気持にしてくれます。わたしは毎朝起きるとすぐに、バッハを演奏せずにはいられません。これほどすばらしい一日の始め方はありません」

一番好きな作曲家はバッハだとして、では一番好きな曲は何ですか、とわたしは聞いた。

「わたしにとって一番大切な曲は、バッハのものでなくて、ブラームスのものです。どれ、それをお見せしましょう。わたしはブラームスの自筆原稿を持っています」

カサルスは、壁の、ガラスをはめた額の中から、個人の所蔵品としては世界でもっとも貴重な楽譜原稿の一つ、ブラームスの「弦楽四重奏曲変ロ長調」を取りおろした。

「面白いんですよ、これがたまたまわたしの物になった経緯《いきさつ》は」とカサルスは話し始めた。「ずっと昔のことですが、わたしの知り合いにウィーンの「楽友協会」の会長をしている人がいました。その人の名前はヴィルヘルム・クックスと言いました。ウィーンであある晩——戦争前のことですが——そのクックス氏がわたしを含めて数人の友人を晩餐に招待しました。クックス氏は、恐らく世界中で一番すばらしいと思われる、作曲家自筆原譜の個人コレクションを持っていました。それだけでなく、楽器の銘品のすごいコレクションも持っていました。——ストラディヴァリウスやグァルネーリのバイオリンも入っていましたね。クックス氏というのは大変な金持でしたが、しかし質素な気取らない、とても気さくな人でした」

カサルスは話しつづけた。「ところがそれから戦争になりました。クックス氏はもう八十代で、ナチズムの下で余生を送るつもりはまったくありませんでした。そこでスイスへ移住したのです。移住した時には、もう九十歳を越えていました。わたしはぜひあいさつに行きたいと思いました。音楽のためにあんなに尽すことの多かったすばらしい旧友。その人に再会するのは、わたしには胸が一杯になるような思いでした。わたしたちはお互いの肩に顔を当てて泣いたと思います。それからわたしは、あの原譜のコレクションのことを心配しつづけてきたと話したのです。あのコレクションがナチの手に落ちるのを防げなかったのではないかと、わたしはとても案じていたのです。

クックス氏は、心配ご無用、コレクションは全部守りおおせたとわたしに答えました。そして脇へ行って、コレクションの中の何点かを持ってきました――まずシューベルトとモーツァルトの室内楽など。それからクックス氏はこのブラームスの「弦楽四重奏曲変ロ長調」の原譜をわたしの目の前のテーブルの上に置きました。わたしはほとんど自分の目を信じられませんでしたよ。わたしはその場に釘付けになりました。どの音楽家にとっても、自分一人だけに通じる一曲というもの、自分の存在の一分子、一分子にまで響くように思われる一曲というものがあるでしょう。わたしにとっては「弦楽四重奏曲変ロ長調」がまさにそれなんですよ、初めて演奏した時から以来ね。わたしはいつもあれはわたしの曲だという気持でした。

クックス氏の目には、わたしが「弦楽四重奏曲変ロ長調」の原譜を手に取った時、それがわたしにとって非常に特別な、強烈な感動的体験だということがはっきり見えたのでしょう。

「どの点から見ても、それはあなたのクワルテットです。だからあなたに差し上げられれば、満足です」そうクックス氏は言って、本当にそれをわたしにくれたのです。

わたしはその場では、うまくお礼を言えませんでしたが、後で長い礼状を書いて、この贈物がわたしの人生に大きな誇りと喜びとをもたらしてくれたことを述べました。クックス氏はその礼状への返事の中で、「弦楽四重奏曲変ロ長調」の歴史について、わたしのそれまで知らなかったことをたくさん教えてくれました。その中で特に一つ、大切な事実があったのです。それはブラームスがこのクワルテットを書き始めたのが、わたしの生まれるちょうど九カ月前だったという事です。ブラームスは九カ月かけて、それを完成しました。だからわたしとこの曲とは、まったく同じ年、同じ月、同じ日にこの世に生まれたのです」

カサルスはその話をしながら、もう一度その体験をくり返しているように見えた。冷酷な線の一つもない彼の顔は実に表情が豊かだったから、言葉はただそのイメージを強める役を果たすだけのようだった。本当に彼の顔には、イプセンの劇中の人物そっくりのドラマチックな力がこもっていた。

わたしはカサルスに、彼にとって特別の意味を持つ一曲がほかにもあるかどうか尋ねてみた。

「いろいろありますよ。でも「弦楽四重奏曲変ロ長調」ほどわたしをとらえ、わたしを表現する曲はほかにはありません。それでいて、わたしは朝起きた時は、バッハのことしか考えられません。わたしは世界がもう一度生まれ出ようとしているような気がするのです。いつも朝になると、自然がずっとはっきり目に見えるように思えるのです。

あなたにお話ししなければならない曲がもう一つありますね。それもまた特別の意味を持っている曲です。わたしがこの世を去る最後の瞬間に、特にもう一度聞きたいと思うのはこの曲でしょう。モーツァルトのクラリネット・クインテットの第二楽章。ほんとうに美しい、心を打つ曲ですね」

カサルスはその曲を弾いた。彼の指は瘠せて細く、皮膚は青白かったが、その指をそなえた手はわたしがそれまで見た中でもっとも非凡な手であった。それはそれ自身の叡知と気品とを持っているようだった。カサルスは、モーツァルトを弾く時、明らかに単なる演奏家ではなくて、自分なりの解釈を持つ解釈者でもあったが、しかも「クラリネット・クインテット」をこれ以外にどう演奏できるだろうかと思わせるような演奏だった。

カサルスはピアノから立ち上がると、世界の問題を話し合うはずだったのに、音楽の話で時間を取ってしまって、と詫びた。わたしは、その日彼の話したこと、したことこそ、一番世界の問題にふさわしいと感じると答えた。その後の意見の交換では、一つの点で二人の意見はまったく一致したように思えた。それは、世界平和に関するもっとも重要な問題点は、個々の人間が無力感を持っていることだという意見であった。

「無力感の問題に対する答えはそうこみいったものではない」とカサルスは言った。「各人は、必ずしも政治に飛びこまなくても、平和のために何かすることができます。人はみな自分の内部に根本的な道理の観念を持っています。その観念の告げることに耳を傾け、その通りに行動すれば、その人は世界が一番必要とすることを大きく果たしているのです。それは別にこみいったことではないが、勇気が要ります。人が自分自身の善性に耳を傾け、それに従って行動するのには勇気が要ります。われわれは自分自身になり切る気があるかどうか。これが大切な問題です」

カサルスの中に道理の観念の備わっていることは明白であった。しかし彼にはそのほかにも、目的の意識、生への意欲、信念、ユーモアなどの資質が備わっていて、そのおかげでカサルスはいろいろの疾患と戦い、九十の坂を越してまでチェリスト兼指揮者としての役割を果たすことができたのだ。

*

アルバート・シュヴァイツァーはいつも、自分がどんな病気にかかろうと、一番いい薬は、すべき仕事があるという自覚にユーモアの感覚を調合したものであると信じていた。彼はかつて、疫病神はわたしの体内ではあまりいいもてなしをしてもらえないから、さっさと立ち退くようだと冗談を言った。

シュヴァイツァー博士の本領は目的の意識と創造力とだった。彼の多面的な才能と興味とを力づけるものは、自分の精神と肉体とを生かして使おうという、奔流のような内部の要求だった。ランバレーネの病院で働いている彼を見ていると、人間の目的の意識が超自然の域にまで肉迫しているのを見る思いがした。彼は、九十歳を越えた後も病院における日課として、診療をし、回診をし、力の要る大工仕事をし、重い薬の荷を運び、毎日おびただしい数の手紙を処理し、暇を見て執筆中の原稿に向かい、またピアノを弾いた。

「わたしは死ぬつもりはないんだ。仕事ができるうちはね。そして仕事をしていれば、何も死ぬ必要はない。だからわたしはうんと長生きするよ」とシュヴァイツァーは職員たちに話したことがある。

そしてその通り長生きした――九十五歳まで。

親友のパブロ・カサルスと同じく、アルバート・シュヴァイツァーも、一日としてバッハを弾かない日はなかった。彼のもっとも好んだ曲は「トッカータとフーガ ニ短調」であった。この曲はオルガンのために書かれたものだ。しかしランバレーネにはオルガンはなかった。あるのは二台のピアノだけ。両方ともたて型で、大変な古物だった。中でも職員食堂にあるほうがずっとおんぼろだった。湿気の立ちこめる熱帯の気候のために、そのピアノは原形を留めぬほどに損じていた。鍵盤の象牙がはずれてしまったり、黄ばんでひびが入ったりしていた。ハンマーのフェルトはすり減って、耳ざわりな、いびつな音を立てた。もう長年調律されていなかったが、たとえ調律されたとしても、すぐまた元通りに狂ったことだろう。わたしは病院を最初に訪問した時、たまたま食堂へ入りこんで、このピアノの前に腰をおろして弾きかけたが、とんでもない、おかしな音色に驚いて、手を止めた。それなのに驚いたことに、シュヴァイツァーは毎夜の夕食の時、それで讃美歌を弾くことができ、彼の手にかかると、そのピアノもおんぼろとは思えない音色を出すのだった。

もう一台のピアノは、シュヴァイツァーの自室のバンガローにあった。そちらは食堂のよりもはるかにましな状態だったが、しかしどう見ても、シュヴァイツァーのような世界的名手の演奏に堪える代物とは思えなかった。それにはハンマー・アクションにオルガンのペダル装置がくっつけてあったが、このペダルには、大切な楽節にさしかかると外れ落ちるという怪しからぬ癖があった。しかし幻のペダルでも、シュヴァイツァーは本物を踏むように足を動かして練習していた。

以前の著書の中に、わたしはランバレーネの病院での体験を書いたことがある。ある夜、ほとんどの石油ランプが消されてしまって夜も更けた頃、わたしは川の方へ歩いて下りて行った。それはひどくむし暑い夜で、わたしは寝つけなかったのだ。わたしがシュヴァイツァー博士の部屋の近くの病院構内を通って行くと、バッハのトッカータの速いテンポの楽章が響いてきた。

わたしは博士のバンガローに近寄り、多分五分間ぐらい、格子窓の外に立っていた。その窓越しに、灯の薄暗い室内のピアノに向かっている博士のシルエットが見えた。博士の力強い両手はこの曲を完全にわが物としてひきこなしていた。博士は、一つひとつの楽音をそれぞれの重みと価値に従って、はっきりと区別しながら、しかもすべての楽音がしっかりと絡み合って、整然とした全体を作り出すようにというバッハの注文通りの演奏をしていた。

わたしは世界最大の大聖堂のパイプオルガンを聞くにも増した感動で、じっと耳を傾けていた。音楽における建築美への渇仰、鍛え抜かれた芸、自分の過去の崇高な部分を生かしておきたいという切実な願望、表現とカタルシスとの要求——アルバート・シュヴァイツァーの内部にある、それらすべてのものが彼の演奏の中に声をあげていた。

シュヴァイツァーは弾き終えると、両手を軽くキーの上に置き、さながら余韻を聞き留めようとするかのように大きな首をうつむけて坐っていた。ヨハン・セバスティアン・バッハのおかげで、シュヴァイツァーは、正副三通の書類の作成などという病院事務の重圧と緊張とから脱却することができたのだ。彼は常に音楽の中に、創造と秩序との光り輝く世界を認めてきたが、今その世界に立ちもどることができたのだ。

音楽の及ぼす効果は、シュヴァイツァーの場合も、カサルスの場合とほとんど同じであった。シュヴァイツァーは自分が音楽によって力を取りもどし、生まれかわり、さらに高く引き上げられるのを感じた。彼がピアノから立ち上がった時には、背はまっすぐに伸びていた。音楽は彼の薬だった。

しかし音楽だけが薬ではなかった。ユーモアもそうだった。

アルバート・シュヴァイツァーはユーモアを一種の熱帯療法として、温度と湿度と精神の緊張とを低下させる方法として用いた。実際、彼のユーモアの用い方はすこぶる芸術的で、ひょっとしたら、シュヴァイツァーはユーモアを楽器と心得ているのではないかと思われるほどだった。

シュヴァイツァー病院での生活は、若い医師や看護婦たちにとって決して生やさしいものではなかった。シュヴァイツァー博士はそれをよく承知していて、彼らの精神に養分を補給することを自分の務めとしていた。職員の会食の時には、シュヴァイツァーはいつも食卓でおかしい話を一つ、二つ披露した。食事の時の大笑いは恐らくもっとも大切な献立のコースになっていた。職員たちが彼のユーモアの妙味で生気を取りもどすのを見ていると、実に面白かった。例えばある日の食事の時、シュヴァイツァー博士は職員たちに次のような報告を行った。「諸君もみなご存じのように、病院から七十五マイル以内には自動車は二台しかない。今日の午後、不可避的な事件が起こった。その二台が衝突したのだ。われわれは二人の運転手のかすり傷に治療をほどこした。機械の信者はどなたでも車に治療をほどこされてよろしい」

その翌日の夜には、博士は、船着場の傍に巣を作っている雌鶏のエドナが六羽の雛を産んだというニュースを一同に伝えて、しかつめらしく付け加えた。「わたしにとっては、まことに意外であった。彼女が身重だったとは夢にも知らなかった」

またある夜の食卓でのこと——その日は特に何かと心労の多い日だったが——シュヴァイツァーは、何年か前コペンハーゲンの王宮を訪問した時のことを職員に話して聞かせた。それは晩餐会で、食事の第一のコースはデンマークの鰊だった。困ったことにシュヴァイツァーは鰊は嫌いだった。そこで誰も見ていない隙に、鰊を器用に皿から服のポケットの中へしのびこませた。その翌日、現地の新聞の一つが、王宮の行事を報道した記事の中で、ジャングル・ドクターの王宮訪問と、そのドクターがアフリカで身につけた奇妙な食事の習慣とに触れた。その記事はこうだった。「シュヴァイツァー博士は魚の身だけでなくて、骨も、頭も、目玉も、みんなぺろりと平らげた」

若い医師や看護婦たちがその夜食卓から立ち上がった時、みんな食物のせいだけでなく、食卓の気分によって元気を取りもどし、上機嫌になっているのが、わたしにはよくわかった。シュヴァイツァー博士も、食堂に入ってきた時には、ありありと疲れの色を見せていたが、もうそんなものは跡形もなく消えて、次の仕事に立ち向かう気魄にかわっていた。ランバレーネでは、ユーモアが重要な栄養分だった。

＊

聖書には、楽しい心は医師と同じ働きをすると書いてある。ユーモアの結果として人間の精神と肉体の内部でどんな作用が生ずるのかを、正確に説明することはむつかしい。しかしたしかにそれが作用するという証拠があるから、何世紀もの間医師だけでなく、哲学者や学者たちまでいろいろと思索を重ねてきた。サー・フランシス・ベーコンは陽気な喜びの生理学的特質に注目する必要があると説いたし、ロバート・バートン(一五七七―一六四〇年〔イギリスの著述家〕)は四百年近くも前に自著の『憂愁の解剖』の中でいろいろの典籍を引用して、「ユーモアは血行を促し、身体を若々しく元気にし、いかなる仕事にも適するようにする」という自分の観察を裏づけた。そして一般に陽気な喜びは「憂愁の壁を打ち破る主な道具であり……それだけで本来りっぱな療法である」と述べている。ホッブスは笑いのことを「突然の輝かしい熱情」と呼んだ。

イマヌエル・カントは『純粋理性批判』の中で、大声の笑いは「もっとも重要な肉体の過程を促進することによって、健康感、すなわち腸と横隔膜とを動かす情感、つまりわれわれの感じる満足の内容を成す健康感を生み出し、われわれはそれによって、精神を通じて肉体に到達し、精神を肉体の医師として使用することができる」と書いた。もしカントがこれらの言葉で、思いきり笑う才能を持ち合わしていて、便秘に悩む人間を知らないということをほのめかしているのならば、わたしは即座に同意することができる。わたしはいつも感じていることだが、思いきり笑うということは、戸外に出る必要のない体内ジョギングの良法のように思われる。

ジグムント・フロイトは人間の精神に興味を持ったが、それは機能障害や苦悩の面だけに限られてはいない。彼の研究は、人間の脳が宇宙で占める、この上なく神秘的な地位を対象としていた。彼にとって、ウィットとユーモアとは、人間精神の独自性の、高度に分化した表現であった。陽気な楽しさは神経の緊張に対抗するための非常に有用な方法であり、ユーモアは有効な療法になり得ると、彼は信じていた。

サー・ウイリアム・オスラーは笑いを「人生の音楽」と見なしていた。オスラーの伝記の著者、ハーベイ・カッシングは、オスラーが、一日中働き通して、身心ともに消耗した医師たちに向かって、陽気な楽しさを医師自身の薬にするといいと忠告した言葉を引用している。オスラーは、「シェリーの詩の中の人物(だったと思うが)ライオネルのように、笑いで若さを持ちつづけるという仕合せも可能である」と書いている。

笑いの生理学的な益についての科学的研究は数においては今日あまり豊富ではないが、それにもかかわらず、重要な意義を持っている。スタンフォード大学のウイリアム・フライは「陽気な笑いの呼吸構成要素」という非常に啓発されるところの多い論文を書いた。この論文の題名は、多分普通に言う「腹をかかえての大笑い」のことを意味しているのではないかと思うが、フライもイマヌエル・カントと同じく、呼吸の全過程が哄笑によっていい益を受けると考えている。この問題について一読に値するもう一つの論文は『神経病学および精神医学紀要』一九三二年版に出ているH・パスキンド筆「笑いの筋肉緊張に及ぼす効果」である。

抑え切れない笑いにおそわれている人は、脇腹が痛いとよく言う。それは言葉通りであって、本当に痛むのだろうが、しかしその痛みは、人の気分をすっかりくつろがせ、その場にぐったり寝そべらせるような、好ましい「苦痛」であり、たいていの人が一生涯毎日でも味わいたいと思うような「痛み」である。それは他のあらゆる形の肉体活動と同じく、知覚できる特定の現象だ。その生化学的特徴は、恐怖、挫折感、憤怒などの効果のようにはっきりとつきとめられ、理解されてはいないが、しかしそれはたしかに現実のものだ。

医学関係の新聞・雑誌には、ネガティブな情緒のもたらす大きな損失についての記事がしだいに増えてきている。特に癌と強烈な苦悩や憤慨や恐怖の状態との関連が論じられている。しかし情緒が単に罰金を科するだけで、利益は与えないと考えるのはあまり理屈に合わない。いずれにせよ、わたしは、自身重病に罹るずっと以前から、創造力、生への意欲、希望、愛情などが生化学的な意味を持っており、病気の治癒と身心の健康とに大いに寄与するものだと信ずるようになった。積極的情緒は活力増進剤である。

今日では科学的研究の結果、人間の脳にエンドルフィンの存在することが確かめられた。これは分子構造や効果の点でモルヒネに酷似した物質だ。それはいわば人体それ自身に備わる麻酔薬であり、弛緩薬であり、人間が痛みに耐えるのを助ける効果を持っている。エンドルフィンがどのように活性化され、血流中に放出されるか、その正確なことはまだ十分に知られていない。積極的な情緒がそれを活性化するのかどうかもまだわからない。しかし、病気に勝ってみせると決意した人々のほうが、不安で神経過敏になっている人よりも、劇痛に耐える力が大きいということは、今までの研究でも十分にわかっている。中国の医学者は、鍼《はり》を人体の「経絡」に刺すと、エンドルフィンが活性化されるからこそ、麻酔薬の代りに鍼を使っても非常にいい効果をおさめられるのだと主張している。

とにかく、人の心は病気との戦いに非常に大きな役割を果たすが、それとまったく同じように痛みの抑制にも一役買うのである。プラシーボという現象を見ただけで、人の心が意識的、無意識的に、肉体に向かって、一定の反応を示すように指令するということは十分認識できる。その反応の中には、単に心理的反応だけでなく、肉体の化学作用も入っている。

わたしは第一章で、笑いがわたしの関節の炎症をやわらげる力を発揮し、それが継続的、累積的な血沈の値の減少で立証されたことを記したが、それは笑いがエンドルフィンを刺激したことを意味するのだろうか。その方面で興味のある実験が日本の東京のある医師によって行われた。その医師は結核の治療に笑いを取り入れた。その実験報告によると、笑いが治療上に効果があり、患者の病気の好転に役割を果たすことが十分に立証されたと言う。

今後、もっと広汎な研究や実験がどしどし試みられ、その結果、積極的情緒と、創造力と、生への意欲との果たす役割が今よりもずっとよくわかってくるだろう。近い将来、医学者は人間の脳に、生活過程を維持し、痛みや病気との戦いに当って全身を強化しようという本能的要求が備わっていることを発見するかも知れない。もしそういう事実が明らかになったとしたら、医学と医術とはより高次の新生面に入ることになるだろう。

第四章　痛みは究極の敵ではない

アメリカ人はおそらく地球上でもっとも痛みを気にする国民だろう。われわれは長年の間印刷物やラジオやテレビや日常の会話で、ほんのわずかな痛みの徴候でも――それこそ災いの根源であるかのように――すぐ追い払うべきだと吹きこまれてきた。その結果われわれは薬乱用の心気症患者の国民になりかけており、取るに足りない痛みまで、七転八倒の苦しみのように誇大に考える。

実はわれわれは痛みについてはほとんど無知なのだ。そして知らないからなおさら痛みに弱いのだ。まったく、アメリカにおけるいろいろの形の無知のなかでも、痛みについての無知(痛みとは何か、痛みの原因は何か、痛みに対して取り乱さずにどう対処すべきか等についての無知)ほど広汎に存在し、大きな損害をもたらしているものはない。ほとんど誰に尋ねて見ても、(上は頭痛から下は痔にいたる)ありとあらゆる原因の痛みを止めるための薬の名を少なくとも一ダースはたちどころに答えられるであろう。しかしそれでいながら、痛みの九十パーセントぐらいは自己限定性であるということ、痛みは常に健康不良のしるしとは限らないということ、また痛みはたいていの場合、緊張、ストレス、煩悶、怠惰、倦怠、欲求不満、内攻した怒り、睡眠不足、暴飲暴食、不均衡な食事、喫煙、運動不足、換気不足、その他現代社会で人体が遭遇する一切の悪条件の結果であることなどについての知識ははるかに乏しい。

痛みを除く最善の道は、その原因となっている悪条件を除くことだが、痛みについてのあらゆる事実の中でこれほどなおざりにされている事実はない。多くの人は、そうしないで、ほとんど本能的に痛み止め——アスピリン、バルビタール酸塩、コデイン、トランキライザー、催眠薬、その他多数の鎮痛剤、麻酔薬——に手を出す。

今日、医師の大半は現代医学が痛み止め製薬業の提灯持ちになり下がっていることを非常に憂慮している。医師たちの診察室には、今にも自分の身の上に恐ろしいことが起ころうとしていると病的に信じこんだ人々が押しかけて来ている。これは今まで医学界が、痛みを感じたらすぐさま医師のところへ駆けつけるようにと啓蒙運動につとめたのが、裏目に出た証拠というほかはない。おかげで医師は、ほんの一時的な軽い病気か、心因性の痛みぐらいでしかないような患者に時間を取られてしまって、ほんとうに専門家の診断や治療を必要とする患者に十分気が配れない有様である。

そして患者のほうでは、医師にその痛みの器質性の原因は見当らないと言われると、軽蔑されたように思って腹を立てることが多い。患者は「心因性」という術語を、「ありもしない徴候を訴えている」という意味に解釈しがちだ。痛みの中には肉体的な原因がまったく存在せず、前述のように緊張やストレスや全般的環境の悪条件などの結果として生ずる種類のものが多いということを、そういう患者に教える必要がある。また時によると、前述のように痛みは「転換性ヒステリー」の徴候でもあり得る。これはジャン・シャルコーが、情緒障害に起因する肉体的徴候に名付けた名称だ。

もちろん、重病の未然の警告かも知れないような徴候をなおざりにするのは愚かなことである。医師に悪いことを告げられるのがこわさに、病気を放任して、時には手おくれになるまで悪化させてしまう人々もあるが、まったく徴候を無視してしまうのは、心気症に対する正しい対策ではない。唯一の対策は人体の機能についての教育を徹底させて、もっと多くの人が、でたらめな薬の乱用と、真の徴候を無責任に無視することとの中間の賢明な道を選べるようにすることだ。

痛みにもいろいろある中で、個々人が理解しておかなければならない一番重要な種類は「閾値《いきち》」の痛みである。ほとんど誰でも経験することだが、緊張や疲労がある点に達すると、いつも警報のような痛みが起こる。それは偏頭痛型の頭痛とか、腹の底のきりきり差しこむような痛みとか、痙攣とか、腰痛とか関節の痛みとか、いろいろな形をとる。そういう閾値の痛みとその原因との間の関係を心得ている人は、たとえその痛みが起こっても、別にあわてふためいたりはしないで、ストレスや緊張を緩和する手を打つ。そしてどう見ても、そんな原因がないのに痛みがとれないようだと、その時初めて医師に電話をかける。

痛みの性質についての無知も一般的だが、痛み止めの薬の作用についての無知はそれよりももっと甚だしい。名の売れた痛み止めの薬の多くは、原因となっている条件を改善しないで、痛みを隠すだけだということが一般に理解されていない。そういう薬は、何か故障があるぞという警告を脳に伝える人体の機構を鈍らせてしまう。そういうふうに根本原因におかまいなしに痛みを抑えると、人体はそのために後で大きなたたりを受けるかも知れないのだ。

例えばプロのスポーツ選手は、選手を出場させることしか考えないコーチのためにひどい目に遭わされ兼ねない。有名選手であればあるほど、負傷をした時に過激な医療法を受けさせられる危険が大きい。筋が切れたり、組織が傷んだりして腕の痛む野球の人気投手には、何よりもまず安静をつづけさせることが必要だ。しかし彼のチームはワールド・シリーズ出場を目ざして戦っている。となると、コーチや球団専属の医師は魔法でも使わざるを得なくなって、ブタゾリジンその他の強力な抑制剤を多量に持ち出してくる。一、二の三！　痛みはすぐ消える。投手はマウンドに登って、みごとな投球ぶりを見せる。しかしもうそれきりで、この投手は二度と再び全力投球は不可能になるかも知れないのだ。その薬は切れた筋や、損じた組織を癒しはしない。その効能は痛みをおおい隠して、投手に猛烈な投球をさせ、切れた筋をいっそう悪化させることだ。こうして当然、大勢の人気者のスポーツ選手が若さの絶頂でだめになる。彼らは負傷自体の犠牲ではなくて、むしろ性急な治療の犠牲だ。

痛み止めの薬の中の王者はもちろんアスピリンだ。アメリカ食糧・薬品局はアスピリンを医師の処方箋なしで販売することを許しているが、しかしこのアスピリンという薬は、一般に信ぜられているのとは逆に、危険性を持っており、つづけて使用すると、一命にかかわる潜在的な可能性を含んでいる。世界中でアスピリンほど、多数の人が自分で勝手に飲んでいる薬はない。中にはアスピリン中毒になって、一日に十錠以上も飲む人たちもいる。そういう人たちは知らないのだが、アスピリンはごく少量でも内出血を起こし得る。それよりもっと重大なのは、アスピリンが、結合組織の形成に不可欠の役目を果たす膠原《コラーゲン》の生成に対して拮抗作用を持っているという事実である。関節炎の中には結合組織の崩壊という症状を示す種類のものが多いから、アスピリンの継続的使用は潜在的な関節炎症状を現実に悪化させることがあり得る。

なぜアスピリンが今のように広く関節炎患者に対して処方されるかと言えば、それが痛みを止める特性のほかに抗炎症作用をも持っているからだ。しかし近年になって医学者は、アスピリンの抗炎症的価値は、それが一方で生体の非常に重要な化学作用に害を及ぼすことで相殺されるのかも知れないと示唆している。J・ヒルシュ、D・ストリート、J・F・ケイド、H・アミーの諸博士は医学専門誌『ブラッド』の一九七三年三月号に、アスピリンが「血小板放出」と結合組織との相互作用を妨げるということを立証する記事を載せた。また同じく一九七三年三月号の『リューマチ性疾患年報』でP・N・スペリン博士は、毎日大量のアスピリンを服用している患者に顕著な貧血が見られたと報告した。(重症の慢性関節リューマチ患者の中では一日二十四錠ものアスピリンを服用する者が珍しくない。)

さらにわたしは、イギリスの医学誌『ランセット』の一九七一年五月八日号の記事に一般の注意を促したいと思う。M・A・サフード博士とR・J・コーエン博士とは、この記事の中で、リューマチ様疾患の患者が連続的にアスピリンを服用すると、血漿・アスコルビン酸量の異常な低下を招くと説き、アスピリンが「血小板へのアスコルビン酸の摂取」を阻害すると報告した。ビタミンCは膠原の形成に不可欠のものだから、アスピリンのためにそれが欠乏することは、関節炎症状の結合組織崩壊に対して人体が戦わねばならぬ時に、まさにその逆のことが起こるわけだ。『ランセット』の記事は、アスピリンの有害な効果に対抗するために、何はともあれ、少なくともアスコルビン酸をアスピリンと併用すべきだと結論を下している。

もちろんアスピリンだけが、有害な副作用を持つとわかっている痛み止めの薬ではない。コーネル大学のダフニー・A・レー博士は一九七四年ニューヨーク市で開かれた医学会で、鎮静剤やその他の痛み抑制剤に関連する広範囲の危険の証拠をあげて見せたが、それは実に驚くべきものだった。それらの薬の中には、人体が食物を正常に代謝する力に大きな害を及ぼし、栄養不良を起こすものがある。また場合によっては、それらが骨髄の機能低下をひき起こし、人体の血液補給力をそこなう危険もある。

痛み止めの薬は、医学史上の最大の進歩の一つであり、正しく使用されれば、患者の苦痛の緩和と病気の治療に、大きな恩恵をもたらし得る。しかし、その無差別な乱用のおかげで、現在何百万、何千万人の人々が心理的廃人と慢性病患者とに化している。痛み止めの薬の(特にテレビによる)間断のない広告攻勢は、大量ノイローゼ発生の素地を十二分につちかっている。幼児がテレビのスクリーンに向かって坐れるようになったその瞬間から、彼らは心気症患者のけたたましい病的な世界に住むように教えこまれる。これでは、大勢の人が死そのものよりも痛みを恐れるようになるのも当然のことである。

この現状に対して、もし関係方面の医師と教育者とが一致協力し、痛みについての教育を学校のカリキュラムの重要な一部とすることができれば非常に結構であろう。一般大衆の間では、痛みと病気一般とに対する恐怖心の行き過ぎが見られるが、その対策として従来公共機関が癌についての公共教育に用いてきたテクニックを応用することも可能だろう。人々は人体の働きの中で、自己治癒力ほどすばらしいものはないということを知るべきだ。その力を生かすには、ただほんの少しだけそれを尊敬すればいいのだ。アメリカの放送局が、(痛み止めの広告に対する反応の報道と同じだけの時間を割くことはできないにしても)少なくとも毎日二、三分間の時間を割いて、痛みという問題についての常識的なコメントを流すぐらいのことはできそうなものだ。次に食糧・薬品局について言えば、アメリカ国民に向かって医師の処方箋なしにビタミンを服用するなとあれほど熱心に警告したその同じ機関が、年間何十億錠もの痛み止め薬が薬屋の店先で簡単に売られているという事態を放任しているのはどうしてなのか、そのわけを知りたいものだ。痛み止めの薬の中には、痛みは抑えても、それ以上の害を及ぼす恐れのあるものが混ざっているではないか。

＊

痛みとは何かを理解するための医学研究の跡を記すことになったら、ポール・ブランドという名はその中で特筆大書されるだろう。ブランド博士は医学者としての生涯の大半をハンセン病患者の治療に過ごした。彼はイギリスの整形外科医で、不具になったり、麻痺したりした手の機能を回復させる仕事で世界中の医学界に有名であった。彼はインドのベロールの医大で主として整形外科部長として働いた。

ポール・ブランドは一九四七年、まだ青年の頃にベロールに赴任し、同じく外科医だった彼の妻も、一年後にベロールに移ってきた。こうして世界でもっともすばらしい夫妻医学班ができ上がった。夫のポールは何千人というハンセン病患者の手や腕をまた使えるようにし、妻のマーガレットも数千人のハンセン病患者を失明から救った。夫妻はともに医大で教え、重要な研究を行い、病院の内外での診療に当った。

ポール・ブランドがベロールのクリスチャン医大と医大病院にやってきた主な目的は、自分の高度な整形技術をハンセン病患者の特別な問題に応用できるかどうかを調査することであった。一般にハンセン病患者の手の指はかぎのように曲ったり、一部隣の指とくっつき合ったりすることが多いが、その原因は手の筋肉をつかさどる大切な神経の麻痺である。ブランドはそんなハンセン病患者の指に前腕の健全な神経のインパルスを連絡させて、再び動かせるようにするつもりだった。もちろんそのためには、患者を再訓練して、患者の脳が指を動かせという指令を手でなくて、前腕の先端部に伝えるようにしなければならないと彼は思っていた。

しかしブランドは、ベロールへ来てから間もなく、問題はハンセン病患者の手の歪みから起きる障害だけではないことを悟った。ハンセン病とは何か、それはどんなにして人体を冒すのか、どうしたらそれと戦えるか、そういうハンセン病の問題全般と取り組まざるを得ないことになってきた。彼は研究に没頭した。そして研究すればするほど、ベロールへ来るまでのハンセン病に対する自分の見方がまったく中世的と言ってもいいぐらい時代おくれであったことを自覚せずにはいられなかった。彼は科学的研究方法でハンセン病という古い神秘に立ち向かおうと決心した。

彼はやがて、「ハンセン病組織」について当時一般的だった考え方は誤りであることを発見した。同じく足の指や手の指の脱落や、鼻の萎縮がハンセン病の直接の結果あるいは直接の徴候であるという考え方も誤りと知った。だがおそらく一番重要な彼の発見はハンセン病が痛みを失わせる病気だということだった。

研究部門の長として、ポール・ブランドはまず最初に、ハンセン病に冒された部分の組織についてできるだけ多くのことを知らなくてはならなかった。ハンセン病が結核を起こす有機体とよく似た桿菌によって起こることは、医学界にはずっと以前からわかっていた。それはゲルハルト・ヘンリク・ハンセンによって一世紀半前に発見されたことであって、そのため「ハンセン病」という名が癩病と同義に使用されることになった。結核の場合と同じく、ハンセン病菌も結節を生ずる。ハンセン病の結節は大きいので大型のオリーブの実ぐらい、小さいので小粒のえんどう豆ぐらいで、顔面や耳や手足に現われる。当時は、手の指や足の指の脱落、あるいは手足の脱落までも多分ハンセン病菌の仕業だろうと一般に考えられていたが、実際の組織の研究はほとんど行われていなかった。ブランド博士は、折れ残った指の基部の肉の組織に健全な組織と異なるものが何かあるのだろうか、ハンセン病菌が萎縮の作用因子だろうかと考えて、病理学者に命じて研究させた。その結果、驚くべき事実が判明した。ハンセン病患者の指の組織と健全な組織との間には何の相違もなかったのだ。

しかし一つの点が科学的につきとめられた。ハンセン病菌は神経の末端を殺してしまう。ということはデリケートな接触感が失われるか、著しくそこなわれることを意味する。しかし肉そのものは、その他の点では健全な組織と一切変わりがないことをブランド博士は確認した。

医学研究には珍しくないことだが、ポール・ブランドのハンセン病に関するもっとも重要な発見の中のあるものは、組織的な研究の結果ではなくて、偶然の結果であった。ベロールに赴任してから間もなく、ブランドはハンセン病患者の手が物凄い力を持っていることに気づいた。何気ない握手の時でも、ハンセン病患者に握られると万力《まんりき》で指をはさまれたようであった。いったいこの病気には、健康な人間にはない馬鹿力を発揮させる何かがあるのだろうかとブランド博士はいぶかった。

その答えは、ある日ブランド博士が大きな錆びついた錠前に付いている鍵を廻せなくて困っている時に与えられた。十二歳になるハンセン病患者の少年が傍で見ていて、手を貸そうと言った。そして子供のくせに、何の苦もなく鍵を廻したのでブランド博士はびっくりした。博士が少年の右手の親指と人指し指とを調べてみると、鍵は肉に喰いこんで、骨に達していた。少年は、鍵を廻しながら、自分の指がどうなっているか、まったく気づかなかったのだ。

ブランド博士は即座に自分の疑問の答えを見つけた。神経の末端が無感覚になっているために、少年は、健康な人間なら痛くてつづけられない点をはるかに過ぎるまで、鍵を廻しつづけられたのだ。健康な人間は、抵抗する圧力が痛みを感じさせるからこそ、本来持っている腕力を使い切らないのだ。ハンセン病患者の手の力が常人にまさっているのではない。圧力を加えることを止めるべき時点だと知らせる痛みの機構が欠けているだけなのだ。だから骨や肉にひどい傷を受けることにもなり得るのだ。

そう推論したブランド博士は、自問自答した。ハンセン病患者が足の指や手の指を失うのは、ハンセン病そのもののためではなくて、傷を感じないからだという説明は可能だろうか。つまりハンセン病患者は、日常いろいろなことをする間に、自分の身体を大きな危険にさらしているということに気づかないのではないか。ブランド博士は、一日の間に自分のしたことを分析してみた——水道の蛇口やドアの取手を廻し、てこを押し、いろんな物を動かしたり、押したり引いたり、ありとあらゆる道具を使ったりする、そのほとんどの動作に圧力が必要である。そしてどれだけ圧力を加えるかということは、その物体の抵抗と自分の指や手が圧力に耐えられる程度とによって決定される。だから感覚を失ってしまうと、途中で手を傷つける危険があっても、圧力を加えつづけるようになるのだと博士は悟った。

博士はハンセン病患者が日常の仕事に従っているのを観察して、自分の推論は正しいと確信した。そして圧力の加減を計ることをハンセン病患者に教え始め、彼らの手を守る特別の手袋を工夫し、毎日検査を行う規則を作り、これまでのように傷が悪化して潰瘍化したり、身体の形を損じたりすることのないようにした。するとまったく奇跡のように、新しい傷の発生件数は急激に減少し、ハンセン病患者たちはずっと有用に働けるようになった。ブランド博士は、基本的には研究は軌道に乗ったと感じ始めた。

しかしいまだにある謎が残っていた。その後も引き続いて患者の指が一部または全部なくなってしまうのはなぜだろうか。どうしてある日突然に指がなくなるのだろうか。何かにぶつかってちぎれるのだろうか。それにしては、ハンセン病患者の骨が正常な人の骨よりもろいという徴候がなかった。もし患者が鋸を使っているうちに誤って指を切り落としたとか、その他何かのはずみで指がちぎれたというのならば、ちぎれた部分が残っているはずである。しかし指がなくなった後で、そのかけらを見つけたものはなかった。なぜだろうか。

ブランド博士はその謎をあれこれと考えてみた。そしてある時突然にその答えが頭にひらめいた。鼠の仕業に違いない。それは患者が夜眠っている間に起こるのだろう。患者の手は無感覚になっているから、かじられていることを悟らず、従って無抵抗なのだ。

ブランド博士はさっそく患者の家や病院の病棟に不寝番を置いてみた。博士の思った通りであった。鼠どもはハンセン病患者のベッドに這い上がり、用心深くクンクン嗅ぎまわり、抵抗なしと見ると、手足の指をかじり始めた。指は自然にちぎれ落ちたのではなかった。喰いとられていたのだ。むろん「なくなった」指が全部そうして姿を消したというわけではない。事故でちぎれたのもあったろうが、そのかけらが見つからないうちに、鼠やほかの動物がさらっていったのもあっただろう。しかし指のなくなる主な原因はこれでつきとめられた。

ブランド博士と職員たちは二段構えの鼠対策を立てた。鼠駆除計画を数倍に強化し、患者のベッドの脚のまわりに垣を立て、ベッドそのものの丈も高くした。その効果は立ちどころに現われた。手足の指を失う件数が大幅に減じたのだ。

その一方でブランド博士は自分の主な仕事である、患者の手の再生や、筋肉の付けかえ、指のゆがみの矯正などに精を出した。指が短く欠けているような時には、残った節を完全に使えるようにしなければならなかった。そのおかげで何千人というハンセン病患者が手先で仕事ができるようになった。

ハンセン病患者によく現われる陰惨な徴候の一つは鼻が欠けることである。どうして鼻が欠けるのだろうか。どう見ても、鼻が感覚を失った手足と同じように、絶えず外傷を受けたりするとは思えなかった。では鼠の害は？　それもまたありそうになかった。ハンセン病患者の顔面、特に口のまわりには十分感覚が残っているから、鼠におそわれるということはまず考えられなかった。

ブランド博士はその謎を追究していくうちに、外傷も鼠も無関係だと確信するようになった。そしてついに、鼻の内部のデリケートな膜に対するハンセン病菌の作用を研究するうちにその答えを見つけた。ハンセン病菌におかされた鼻の内部の膜は甚だしく収縮する。となると、結合軟骨が内部に引きこまれることになるわけである。従って、事の真相は、鼻の構造が外傷によって欠損するのではなくて、鼻が顔の内部に引っぱりこまれているのだった。

これは、何世紀間も医学界で信じられてきた説とまったく相反する、驚くべき発見だった。だが、ブランド博士がそれを実証できるかどうかが問題であった。一番いい証明法は鼻を引き出して、元の位置にもどして見せる外科手術だと博士は考えた。そしてその通りにやって見ることにした。それは革命的な方法だった。

ブランド博士は、あらゆる場合にこの手術ができるとは考えていなかった。ハンセン病の病勢が進行してしまって、膜が手の施しようがないほど縮んでいる時は、手術の成功はおぼつかない。しかし病勢の進行をくい止めることが可能で、膜がまだ縮み切っていない時には、鼻を元の位置に引き出せる見込みが十分にあるはずだ。

実際の結果はその理論通りであった。そこでベロールで開発された鼻の復元手術法が、世界中の病院で今日まで用いられ、多数のハンセン病患者が恩恵を受けるようになった。

その次の問題は失明だった。ハンセン病によるいろいろな苦しみの中でも、おそらく失明ほど特徴的で深刻なものはないだろう。この点でもまた、何世紀もの間、失明は重症のハンセン病特有の徴候であると見なされていた。しかしベロールでは、この仮説に大きな疑いがはさまれた。ポール・ブランドと彼の共同研究者たちは、ハンセン病を徹底的に研究した結果、失明はハンセン病の直接の産物ではなくて、副産物であると確信した。例えば、著しいビタミンA不足が白内障の大きな原因となり、ひいては失明をもたらすこともあり得た。すでに白内障が生じている場合には、外科手術でそれを取り除くことが可能であった。

マーガレット・ブランド博士が特に目ざましい活躍を見せたのは、この分野だった。彼女は日によっては、一日百件もの白内障手術を行った。一日に十二件の白内障手術でも大仕事だと考える欧米の眼科医にとっては、一日百件という数字は無茶とさえ思えるだろうが、ベロールの眼外科医たちは、失明から救われようと列を作って待っている、文字通り何千人の人たちを相手にしなければならなかった。医師たちは迅速に手術を行える方法を用いて、一日に十四時間から十六時間も働くことが多かった。

マーガレット・ブランド博士は、ベロールの病院から遠く離れた村落を定期的に巡回する診療・手術班の一員であった。現地に出張すると、テントを張り、ジープのモーターから電力を引いて手術を行った。

しかしハンセン病患者の失明は白内障だけでは説明し切れなかった。ベロールには、白内障は患っていないのに、しかも目の潰瘍のために視力を失いかけている患者が大勢いた。

それはハンセン病菌によって感染が起こり、その結果、潰瘍と失明に至るのだろうか。それとも手足の指の場合と同じく、失明は何かの副産物であって、真の原因をつきとめて、それを取り除くべきなのだろうか。

この場合にも、後者の推理のほうが当っていることがわかった。人間の目というものは間断なく、空中の塵埃によるあらゆる種類の刺激にさらされている。目は、人間がそれと自覚しないうちに、そういう侵害に対処しているのだ。すなわち瞼が一日に数千回も開閉して、涙腺から分泌する、塩分を含んだ洗浄液で目の表面を洗うのである。

ポール・ブランド博士たちは、ハンセン病患者の場合、末梢神経の萎縮によって目の表面が無感覚になるから、この洗浄作用が行われなくなるのだと信じた。そしてその仮説の正しさは容易に確かめられた。彼らは通常の刺激を受けた時のハンセン病患者の目を観察した。すると、彼らの思った通りに、瞼はまばたきせず、従って洗浄作用も行われないということがわかった。そこで次の大問題は瞼の働きを回復することだった。

意識的にまばたきをするようにハンセン病患者に教えこむというのはどうだろうか。自由に目を閉じる能力がそのまま残っているのなら、努力してまばたきするように訓練することができるはずである。しかし実験してみると、そういう案の欠点がすぐわかった。患者が四六時中そのことに注意を集中していなければ、うまくいかないし、それに注意を集中していたら、ほかのことを考える余裕はほとんどない。その方法はだめだった。何とかして、瞼を動かすと同時に自動的に目を洗浄する方法が必要だった。

手足の指の場合には、ハンセン病患者に圧力の許容範囲を教えこみ、指を保護する手袋や靴をはかせることができた。しかし塵埃や異物を目に入れさせないようにするのには、どうしたらいいか。保護眼鏡《ゴッグル》も一つの案だろうが、しかし保護眼鏡は気密ではないし、掛けていれば邪魔だし、湿度が高いと曇るし、すぐ忘れてなくする恐れがあった。何かもっと根本的な解決案を見つけねばならない。

その答えもまた再生外科手術だった。ポール・ブランド博士の研究班は顎の筋肉を瞼に結びつける方法を案出した。ハンセン病患者が口を開けるたびに、改造された顔面筋肉が瞼を引っぱり、目を閉じ、眼球を洗浄した。こうしてハンセン病患者はいわば口と目の一体作戦で失明を撃退することができた。巧妙な外科手術によって、人体の自然の機構を利用し、塵埃を目から取り除くというこの方法のおかげで、今日無数のハンセン病患者が失明を免れている。

＊

今日では、ベロールやその他、世界中のハンセン病センターでの研究の結果、ハンセン病に関する陰惨な迷信が徐々に薄らいできた。一般の印象とは逆に、ハンセン病はそれほど烈しい伝染力を持ってはいない。実際に、ハンセン病を健康な人間にうつすことはほとんど不可能だ。もちろん結核と同じく、身体の弱っている人間は多少の差はあれ、ハンセン病に罹る恐れがある。またハンセン病は遺伝的ではない。しかしこの場合もまた、ほかの病気と同じく、高められた罹病性が親から子に伝えられることはあり得る。

基本的には、ハンセン病は不潔と貧乏と栄養不良の産物である。しかし一般に考えられているような、熱帯、亜熱帯特有の病気ではなくて、不健康な条件と飢えとアンバランスな食事との存在する場所なら、どこにでも存在する。アイスランドのように北の果ての国々にも存在していた。世界中でハンセン病が今まで起こらなかった国は、ほとんど一つもない。しかし重要なことは、それが根絶できる病気であり、その犠牲者は手当て次第で著しく病状が軽くなり、完全に回復し、社会復帰できるという事実だ。そしてハンセン病についての一般の無知と長年ハンセン病にまといついている迷信とを、きれいさっぱりと取り除くことは可能なのだ。

医学者は、ブランド博士とその同僚たちとがハンセン病の性質を新たに見なおした洞察力を高く評価しているが、しかしそれよりももっと医学界の賞讃を博しているのは、リハビリテーションのための外科手術における博士の業績だ。博士は、ハンセン病その他の原因による神経萎縮のために長期間ゆがんで動かなくなっていた手を、機能する機関に変えることに成功した。インドでは、ブランド博士が手術したある弁護士のことがほとんど伝説のように語り伝えられている。この弁護士は長年の間、法廷で一つのハンデキャップに悩んできた。法廷でのドラマチックな演出に不可欠なジェスチャーが、彼の場合には事実上マイナスになった。裁判官も陪審員もグロテスクな動かない手を見ると、不快感に駆られてしまった。ところがある日のこと、その弁護士がある論点を強調するために手をさし上げると、その手はしなやかで、指も動き、ジェスチャーもぴったりきまった。ポール・ブランド博士が弁護士の手に手術を施し、筋肉と神経とを前腕に連結し、患者を訓練し、腕を動かすインパルスの再調整を行わせたからであった。

ブランド博士と彼のスタッフとは、ベロールの患者に対して同じような手術を何千回も行ったが、しかし同時に単なる手術の域をはるかに越えて、彼らが全体的な治療のもっと重要不可欠な段階と見なすものにまで入って行った。それは、心理的リハビリテーションであった。ハンセン病患者で、二十年間乞食の生活を送ってきたような人は、有用で、プライドを持つ社会の一員となるための肉体的、精神的準備が十分に整わない限り、ベロールでは全治とは見なされない。身体障害のある患者に対しても、最大限度の自立能力をつけるような種類の訓練をほどこす。患者はその結果、人体の持つ無限の潜在可能性と順応性とを尊重するようになり、たとえ運動能力が一割しか残っていなくても、それを使ってりっぱに役立つ仕事ができるということを習い覚える。そしてエマーソンの言葉のように、自立から自尊心が生まれてくる。

ポール・ブランド博士の業績の三つの主な面——ハンセン病にまつわる不吉な呪いと迷信との除去、再生外科手術、および人格的、心理的リハビリテーション——のそれぞれの重要性を正確に比較し、評価することは、もちろん必要はない。どれもが重要であり、三つとも相関連している。しかし彼の業績の中には、その三つにも増して人の興味をそそり、思索を促すもう一つの面がある。ブランド博士は医師として、もし痛みという天の賜物を持たない人々に、それを取り返させることができるとあれば、たとえ天地を動かすことをも辞さない。博士がなぜそれほどまでに、痛みを重視するかと言えば、痛みは警報組織であり、保護装置であって、個々の人間はそのおかげで自分の身体を完全に守ることができるものだからだ。その信号はいつもすぐにその意味がわかるとは限らないが、しかし少なくとも警報の役は果たしている。人はそれに応じて防衛手段を講ずることができるのだ。

第五章　ホリスティック・ヘルスと治癒

『ニューイングランド医学誌』に載ったわたしの記事の一つの結果として、わたしはホリスティック・ヘルス運動(心身綜合健康運動)というものを直接自分の目で観察する機会を得た。その運動の指導者たちが、わたしはホリスティック(心身綜合的)な経験をしたのだから、自分たちの会合に出席し、そのメンバーの確信を強める一助として経験談を語ってくれと大変好意的な言葉を寄せられたからだ。

しかしわたしとしては、自分の病気そのものについて言うべきことは全部言い尽して、それ以上何も残っていないという問題があった。さらにわたしは、ホリスティック・ヘルス運動の主唱者(そのうちの少数ではあるが)の中に医学界全体を敵視する傾向のあることに気づいていた。わたしはそういう立場には同調できなかった。わたしはこの運動の趣旨には賛成であったが、その一方で、長年の間医師と公衆とを隔ててきたギャップに橋を架ける必要を認めていた。それだけではなかった。次章で十分に説明するつもりだが、『ニューイングランド医学誌』に載せた記事に対して、わたしは医師たちから数千通の投書を受けとった。その投書を読んで、わたしがもっとも強い感銘を受けたのは、アメリカの医学界の新しい重要なムードがそこにはっきり感じられたことだ。その手紙を通じて、今や多くの医師たちが患者の診断と治療とを、病気や身心の不調に関係のあるあらゆる要因（仕事、栄養、家庭、個人の性格、情緒、環境）に照らして行おうと試みていること、またその傾向が急速に強まっていることが明白にうかがわれた。わたしは、ホリスティック・ヘルス運動に従う人たちがこの傾向を知ったら、大いに満足するだろうと信じた。

そこでわたしは、ホリスティック・ヘルス運動の会合への招待や、そこでの講演の依頼を受け入れるに当って、患者と医師との間の壁を取り除く必要について論ずることの許可を求め、それを認めてもらった。医学界がこれまで社会全体との一般的関係において、ややもすれば過度に秘密主義に流れ、権威主義のきらいまであったことは事実だが、しかし最近では医師の側で、なるたけ患者に知らせ、患者を教育しよう、高飛車な態度はとるまいと望んでいる徴候がはっきり現われている。医師が患者に対して、できるだけ健康に関係した問題の知識を得るように助長しているのだ。わたしの感じでは、公衆と医学界との両者間で、相互の正しい責任分担についての対話がしだいに輪を拡げてきているように思える。

そういう対話が行われてゆけば、医師たちも、「医師の第一の任務は人々を助けて病気を予防することであり、単に病気を克服することではない」と信じている何百万の人々のまじめで健全な趣旨から感銘を受けるに違いないとわたしは感じた。同様に、ホリスティック・ヘルス運動に従う人々も、多数の医師が「精神と肉体とは一体の有機体であり、どちらの治療も全体を考慮せずに行ってはならない」という考えを自分の思想と実践との立脚点にしていることを知ったら、きっと感銘を受けるに違いないだろう。そうわたしは確信した。

医学界の大先達たちは常に弟子に向かって、病気の原因と経過の上で相互に作用し合うすべてのものを注意深く評価しなければならぬと強く戒めた。医学史上最初の重要な歴史的人物であるヒポクラテスは、理論家であるとともに診療医でもあった。彼は、病気の理解とその治療との間に、その当時存在したギャップを縮めようと努力した。また彼は、人体には自分を癒やす力が自然に備わっており、一般に医師が介入しなくても病気は癒えるのだと説いたが、それはまさに典型的な心身綜合の立場であった。彼は、医師の本来の役目とは、その治癒の過程を乱したり、人体に害を及ぼしたりする恐れのある療法を避けることだと信じていた。（ここでもまたヒポクラテスはまったく心身綜合の立場であった。）ヒポクラテスは知識の体系化とその系統的応用とを特に重んじ、実際の医療に、少なからぬ独断と迷信とが、あたかも細心の実証を経た法則であるかのようによそおって入りこんでいることを憂えた。現代の医学教師の間で広く崇拝されているローレンス・J・ヘンダーソン（一八七八―一九四二年）ボストンの化学者）はハーバード大学で行った有名な講義の中で、そういう（ヒポクラテスの言う）真の法則の本質を述べた。

ヘンダーソンの言葉によれば、ヒポクラテスは散漫で平凡な観察者ではなくて、「生来の資質と長い習練とにもとづく技量をそなえた医師であった。……彼は実に偉大な成功をおさめたが、彼のような組織的方法こそ、一様に複雑で、しかもそれぞれに相異なる現象を取り扱う科学の発展には欠かせぬ一歩である」

この心身綜合的な法則はその後も、健全な医療の根本的指導原理として、たびたびくり返して説かれた。アルトゥロ・カスティリョーニ（一八七四―一九五二）イタリア生まれ。アメリカの医学史家）は今から半世紀前に、その著書『医学史』の中に次のように書いた。「医師たる者は、何よりもまず患者の福祉を忘れず、単に病気の目に見える徴候についてだけでなく、またその精神状態についても、不断に変化する患者の容態に気をくばらなくてはならない。それが医療の成功の不可欠の要因である。現代の科学的医術の出現以前、いやそれ以後においても、決して科学的な人ではないが、しかし患者を安心させ、それによって病気の経過にいい影響を及ぼす能力を備えた大治療者がいたということを認めないのは盲目に等しい。それと同様に明白な事実であるが、すぐれた科学者でありながら、すこぶる凡庸な診療医にすぎない人もいた。このように歴史は、科学と医術とが分離することはいつでも医療に有害であることを教えている」

このように、心身綜合的な考え方が決して新しいものではないとすれば、それについて最近一般の関心が非常に強まって、全国的、いや世界的な運動にまで発展していることをどう説明したらいいのであろうか。それには少なくとも、半ダースの要因が存在しているのだろう。

妊婦に対するサリドマイドの危険性が発見されてから以後、多数の人々が、現代の薬を人命救助の効力の側からだけ見るわけにはいかない、それは医師の指図通りに服用しても、すこぶる危険な場合があり得るのだということに気づいてきた。抗生物質が現われた時には、他の薬ではびくともしない強力な微生物を退治し得る魔法の薬と持てはやされた。しかしバクテリアのほうが抗生物質に慣れて、それに対する抵抗力を得、もっと強力な抗生物質でなくては殺せなくなった。そうなると今度は、人間の身体のほうが抗生物質の危険な作用に侵される危険が大きくなってきた。この連鎖反応は金を食うし、破壊的である。そこで医師は危険と効用とを慎重に天秤に掛けねばならないことになった。同じことがステロイド剤にもあてはまる。コルチゾンによるほとんど即座の、めざましい病状の好転は、それが内分泌系に生じさせる障害で相殺されてしまう。

そのほかにも、高血圧の予防や引き下げ、心臓の鼓動の調節、機能不全に陥った器官の回復、異常発育の抑制などに、従来にくらべてはるかに有効な新薬が続出したが、どれもみな効果は絶大であっても、それぞれに害や危険が伴っている。その危険性はしばしば効験と同等に大きく、時によっては効験を超えるから、その使用について大きな疑問が生じた。

この薬の危険性についての一般公衆の認識は、消費者意識が保健の分野にも拡がってきた一九六〇年代と七〇年代とに非常に急激に深まった。その結果、高級な新薬に対する不信だけにとどまらず、一切の薬に対する不信がつのってきた。公衆は、危険な薬を使うことよりも、身体の不調や病気などの根本原因を除くことのほうを重視する心身綜合的な医術に心を惹かれた。公衆の目には、医師はややもすれば薬を使い過ぎ、患者に強い薬をつづけて服用させておきながら、使い過ぎの域に達していないかどうかを警戒していてくれないから、もともとその薬でなおすはずの病気よりも、もっと重大な健康問題を引き起こすことが多いように見えた。公衆は、医師に新奇な薬を処方するように圧力をかけている張本人が、実は自分たち自身だということを忘れ勝ちなのだ。

いずれにせよ、薬に対する反動が心身綜合的医術の魅力の大きな要素となった。

その強力な薬に対する不信は、当然のこととして、正しい栄養を重視する新しい風潮を促し、栄養が健康の前提条件として、また多くの病気を薬に代って癒やす手段として見直されだした。栄養に関する本も盛んに売れだした。一人の著者アデル・デイビスなどは栄養に関する本を次々に書きまくり、それが六、七年間連続して聖書以外のあらゆる本を凌ぐ売れ行きを示した。カールトン・フレデリックスの栄養に関するラジオ番組は数百万人の聴取者を獲得した。また近年アメリカでもっとも急成長した雑誌の一つは『プリベンション』という雑誌で、これは正しい栄養による健康ということを旗印とし、ホリスティック・ヘルス運動の発展ぶりを盛んに報道している。

大衆はまた、一九六九年の、「食品、栄養、保健に関するホワイトハウス会議」を契機として、続々出版される薬反対の文献を通じて、医学校がカリキュラムの中で栄養学を教えていないということ、あるいは少なくともそのカリキュラムの中で生理学、病理学、薬学、解剖学、生化学等と同等に重視しなかったということを知るようになった。実は栄養は無視されたり、軽視されたりしたのではなくて、他の課目の中に織りこまれて教えられていたのだ。しかしたとえそうとしても、ほとんどの医学校で栄養学が独立の地位を認められていないということは、栄養こそ健康に影響する最大の要因であるという公衆の信念に相反するものだった。そして一部の医師が、普通家庭が購入する食品類にはバランスのとれた食事に必要なものは一通りそろっていると主張して、そういう非難に対抗しようとすればするほど、公衆はますます、医師たちが栄養問題について自分たちに反対しているものと信じこんだ。さらに患者の食習慣を詳しく質問する医師が極めて少ないという事実が、この点についてのもう一つの証拠と見られた。

その一方、一般診療医にとっては、多種多様な新技術はもちろんのこと、急速に発展する新知識に立ちおくれないようにすることはとてもできない相談である。しかし公衆はそういう事実は一応認めるとしても、なお医師の分業、専門化が医療のあり方を余りにも変えていることに不安を覚えた。一般の人たちは、患者の医療上の要求全部にこたえてくれる、頼りになる父親役という伝統的な医師像と、身体の個々の部分だけをつかさどる専門医制度によって生じた医師対患者関係の複数化との間の矛盾を感じた。心身綜合的医術は、綜合的要因を強調することによって、この傾向に対抗しようとしたのだ。

専門医の出現は新医学技術の勃興に結びつけられ、多くの人々に医師は機械の付属品であるという印象を与えた。患者たちにとっては新技術の産物である新しい非人間化を受け入れることは困難であった。さらに診断の最古の鉄則の一つとして、ある個人がある特定の病気の一切の徴候を備えているとしても、それでもその人は型からはずれた患者であるかも知れず、あるいはまったくその病気に罹っていない場合さえあるという事実を考慮しておけという教えがあるが、機械はその鉄則にまったく相反するような断定的宣告をくだす。いずれにせよ、心身綜合的医術は、医学技術を一般的に冷たい人間味に欠けたものと見なし、人間的接触と人間的な暖かさとを強調した。

アメリカで必要とされているのは、農村地区の役に立ち、都心の地域診療所で働くような医師の数を増やすことだが、それにもかかわらず、医学校の卒業生の大多数は大都市における専門化された医業に惹かれていく。医師は、大都市の都心で得られる高額所得を追い求めると言って非難されるが、しかしその批判は、多数の医学校卒業生がしばしば五万ドル以上もの学費の借金を支払わなくてはならないという現実を無視したものだ。学費の借金の重荷さえ背負っていなければ、田舎の診療所のほうがずっと自分の性に合っていると語る医学生たちの言葉を、真剣な告白ととらないのは誤りだ。しかしどう弁解しようと、医師をもっとも必要とする人たちがもっとも医師のところへ行けず、たとえ何とか都合して行けたとしても、一般に開業医の要求するような高い料金は払いきれないという現実に変わりはない。

アメリカ人の教育水準が急速に向上したことの反映として、多くの人々がそれぞれに、今までとは段違いに、健康問題についての情報に精通できるようになった。今や数百万人のアメリカ人が医学の発展を注目する習慣を身につけた。そういう人たちは、自分自身と医師との関係においては、もはや医師の宣託を無批判に受け入れるような態度は取らない。彼らは、医師が自分たち患者と、相互に敬意を持って対話する気があるかないかによって、医師を評価するようになった。

人間の精神が病気の克服に大きな役割を果たし得るということについて、検証可能のデータが多数出そろってきたために、素人にとっても、今やこの分野の全体が非常に魅力あるものとなっている。もちろん、この問題についての一般の興味が先走って、系統的な知識の域を越えているということは、たしかに明白な事実だ。多くの人々が、精神の能力範囲に関係した新しい発見や推測に先を争って飛びついている。そして自分たちの医師がそんな発展や将来の見通しについて自分たちと同じ程度に精通していないとか、同じ程度に熱狂的でないとかわかると、失望してしまう。人間の精神の潜在可能性や、自律神経系に及ぼすその影響などを取り扱った、一般向きの新著が現われるたびごとに、公衆と医学界との間のギャップは大きくなる一方だった。もちろんこの新しい傾向を嫌う医師ばかりではない。精神力の生化学的発現については、証拠となる文献も多数現われてきている。例えばインドのヨーガ行者が修行によって、自分の脈搏数を一分間二、三回に低下させたり、熱い物に触れても火傷しないように自分の皮膚を制御できるというようなことについても、有能な観察者の記録が発表されている。わたし自身もインドでその実演を見たから、それが真実であることを知っている。しかし今までのところ、そういう現象の系統的な、精密な調査よりも一般大衆の興味のほうが先走ってしまったので、この問題全体について、当てずっぽうと珍説、奇説が横行している観がある。ただそうした中からも、人間の精神が訓練次第で、病気の予防と、罹病後のその克服との双方の点で重要な役割を演じられるという動かせない証拠が現われてきた。そういう新しい研究、調査の結果として、バイオフィードバック運動全体がいっそう勢力を増したのだ。とにかく現在アメリカでは、こうして多数の人が精神と肉体との相互作用と、それによる病気の治療とを——医学界が——もっと重視するように強く要望している。

ホリスティック・ヘルス運動の目ざましい発展の要因が以上に述べた事がらだけに尽きるのでないことはもちろんだが、しかし教養のある公衆の関心を支え強める柱となり、彼らの団結の旗印となっているのは、まさにこういう観念なのである。言うまでもないことだが、それらの観念の基礎には、常に医療の教典中の大きな項目であった健康の伝統的な基本条件が横たわっている。それは正しい栄養、適当な運動、十分な睡眠、いい空気、節制などだ。

*

わたしはいろいろなホリスティック・ヘルス運動の会議に出席してみて、はなはだ気掛かりな一つの矛盾に気づいた。それは、全体という観念に基礎を置く運動が、それ自体一つの全体でなくなりかけているということだ。この運動の舞台の中央には、二ダース以上もの流派がひしめき合っていて、その唱える主張の妥当性の程度もさまざまであり、お互いの主張が相矛盾しているもの、あるいはお互いに勢力争いを演じているものもなくはない。ホリスティック・ヘルス運動のいろいろな会議の中には、時によると、思想の一体性を強調するための集まりというよりは、雑多な展示物と雑多な理論の寄せ集めと見えるものがある。普通そんな会場での展示物や説明会の内容は鍼療法、占星術、筆跡観相術、数霊術、透視術、バイオフィードバック、ホメオパシー、自然療法、栄養療法、虹彩学、ピラミッド療法、精神外科療法、ヨーガ、信仰療法、ビタミン療法、杏仁療法、触れ合い療法、カイロプラクティック、自己マッサージ療法、負イオン化療法、精神美容体操などさまざまである。

こういう種々雑多な流派を一つの名前で一括することは、例えば鍼療法と占星術とが病気の治療上同じレベルのものであるという印象を与える。その両者が同じ会場、同じ展示場に並んで現われるのでは、どうしてもそういう感じは免れない。占星術が重病の治療に正しい指針を与えてくれると信ずる人が大勢いることは、わたしもよく知っている。そして彼らのそう信ずる権利は尊重するが、重症の患者をつかまえて、医師の健全な医学的判断を仰ぐ必要がないとすすめたりするような無責任なことを自分でするつもりはない。とにかく体系的な健康法の中に、栄養学と筆跡観相術とを一括できるような原理を見つけることは困難である。そんなふうに何もかも一緒にしてしまうと、運動がばらばらになり、全体が散漫になる危険のあることは、現に目に見えている。健康達成のために全体的に統合された方法を取る必要があるという立場の運動でありながら、その部分、部分が全体と衝突している感じを免れない。この際、考えられる危険の中の一つは、相争う各部分の中で一番実行不可能な、一番いかがわしい部分の性格がともすれば運動全体に乗り移りそうなことだ。

従って、医師に向かって、心身綜合的健康という観念をまじめに受け取ってほしいと望むのは妥当であるが、系統的、継続的に証明のできるデータを欠いた方法を採用せよと望むのは妥当ではない。しかし証拠が明らかになってきた時に、医師に向かってそれを注意深く、十分に検討してほしいと望むのは妥当である。

同様に、診断法、治療法に新しい発展があった時、医師に向かって、たとえそれが医師自身の受けた訓練と蓄えた経験とに相反するものと見えても、虚心坦懐な態度で検討することを望むのは妥当である。しかし新しい方法が安全、有効だという確実な臨床上の証拠がない時に、医師にその療法を取ることを望むのは妥当ではない。責任のある医師は決して患者を実験材料にはしないからだ。

医師に向かって、人体の生化学過程が意志力や情緒の状態から影響を受けるという実験上、臨床上の証拠を特に考慮に入れて、人間の精神が病気を克服する力を尊重するように望むのは妥当なことである。しかし医師に向かって、患者の診療上そういうやり方だけを唯一無二のものとし、程度の差はあれ、それぞれに効験のある他の療法を放棄するように望むのは妥当ではない。

医師に向かって、科学が保健と治癒の問題に対して万能でないことを認めるように望むのは妥当である。しかし医師に向かって患者の治療のために科学的な方法を断念するように望むのは妥当ではない。科学についてもっとも重要なものは科学的な方法だ。言いかえれば、系統的に考える方法、証拠を集めて、それを評価する方法、実験を行って、一定の条件の下でいかなることが発生するかを正確に予測する方法、自分自身の誤りを確認する方法、長い間信じられてきた観念の誤りを発見する方法だ。科学そのものが主に科学的方法の結果として、不断に変化している。従って、医師に向かって、いかに強く強制、説得されても、科学的方法は棄てないという態度を変えろと望むのは妥当ではない。

医師に向かって、病気の理解と治療に当って栄養の問題を重視するように望むのは妥当である。また、たとえ医師が患者の発言に論理上、事実上のギャップを認めるにしても、栄養の問題について患者自身が強い興味を示して言う言葉には耳を傾けてくれと望むのは、同じように妥当である。医師が、保健一般について患者にまさる知識を持っているという自信から、ある特定の事項についても素人が医師以上の知識を持つはずがないと盲信するようになったら、それは大きな誤りである。いい栄養の効果はいい薬の効果とまったく同じだ。もし薬が人体内部の機能に変化を生じさせることができるのならば、食物も同じことができるはずだ。従って、ほかのどんな物が人体の中に取り入れられようとも、薬はそれにかかわらず望み通りの目的を達成すると考えたり、あるいはいい食物が(問題の性質によって薬と併用するか、しないかは別として)病気との戦いに役に立たないと考えるのは、大きな誤りである。いずれにせよ、医師に向かって、診断資料としての検査の場合、必ずその不可欠の一部として、患者の栄養摂取状態の完全な調査を行うように望むのは妥当なことである。

しかし、正しい食物がどんなに不可欠のものであるにせよ、医師に向かって、正しい食物だけが病気の治療に必要なものだと信じろと望むのは、妥当ではない。もし医師が思い切った治療手段を取らなくてはならないような場合に、用い得るあらゆる手段を用い尽さなかったとしたら、その医師は無責任であろう。正しい食物が必要ならば、必要な程度まで十分に与えるべきであるし、医学的方法が必要ならば、それもまた必要な程度まで十分に使用すべきであり、医師は決して尻ごみすべきではない。例えば、患者が細菌性心内膜炎に罹っている場合には、迅速に医療を施すか否かは生死の分れ道になり得る。いい食物は心臓を強めるためには重要な役割を果たすことができるが、しかし救急の場合に、すぐに思い切った治療法を取らずに置くのはばかげている。すぐに治療すれば、早く回復するケースの率が非常に高いことを考えれば、それは当然のことだ。

患者がストレスに悩んだり、環境による過労や危険にさらされている時に、医師に向かってビタミンを追加して与える必要性を認めてくれと望むのは、妥当なことである。平均的な食事を取っていれば、すべてのビタミンが適正な水準で供給されるという考え方はあまり意味がない。そういう事がらについて「平均的」という言葉を用いるのは、独断的、非科学的である。ある種の生活のスタイルからは、慢性的なビタミンの不均衡が生じてくる。もし一般の人々が、医師に向かってビタミン不足などと言えば、一笑に付されるだけだという感じを持たなくなれば、もっと多くの患者がビタミンの問題について医師のところへ相談に行くようになることだろう。ビタミン不足は、特に人々が著しく加工食品に依存するようになった結果、軽視できない現実の問題になっている。

しかし医師に向かって、あらゆる病気をビタミン不足の現われと見なすように望むのは、妥当ではない。同じように、医師に向かって、ビタミンの必要性の有無にかかわらず、またその乱用から生じかねない害にかかわらず、大金を投じてビタミンを飲むように患者に奨励せよと望むのは、妥当ではない。

この場合に必要なのは――他のあらゆる問題の場合と同じく――ビタミンをまったく無視もしないし、またそれだけを健康の鍵と見なしもしないというバランスの感覚である。もし医師と患者の双方に思慮深い態度があれば、そういうバランスは可能である。

ホリスティック・ヘルス運動はそういうバランスを求めることによって、最大の効果を発揮することができるだろう。医師という職業を敵視することは、決してこの運動の利益にはならないだろう。敵《かたき》呼ばわりは、精神的条件が実際的条件に劣らず重要な意味を持つ運動にはふさわしくない。ホリズム(holism)という名前は癒やすことを意味する――肉体だけでなく、人間関係をも。この運動が果たし得るもっとも有用なことの一つは、公衆と医師とを結び付け、両者が相互に敬意を払いながら協力するように仕向けることだ。そして、その協力の目的は人体に備わる、健康維持、病気克服の能力の完全な強化だ。アメリカ全国各所で開かれる各種のホリスティック・ヘルス運動の会合に驚くほど多数の医学校の代表が出席しているということは、運動の主唱者たちがすでに主な目的を達成したという事実の確かな証拠である。その目的とは、重点を病気の知識から、その病気を持っている人間の知識に移すということだ。

今までで、アメリカ医師会の一九七八年の総会ほどホリスティック・ヘルス運動にとって会心の事件は数少なかっただろう。この会合でアメリカ全国の医師たちが聞いた論議の題目は次の通りであった——薬乱用の危険性、一般的な処方箋乱発の抑制の必要、同情・温情のような心理的要因の治療における重要性、病気の予防・克服のためのいい食物の役割、アスコルビン酸療法など。この総会の席では、わずか二、三年前医学界から猛烈な悪評を浴びせられたライナス・ポーリングが主要な研究報告を行い、彼のいわゆる「正分子医学」(orthomolecular medicine)の研究の跡を一歩一歩たどって説明した。彼の報告はすべての聴衆に深い感銘を与えたようだ。

これらのことから見て、おそらく将来は、健康問題との心身綜合論的な取り組み方の上に、素人の関心が賢明に生かされ、医学界のほうでもその素人の参加に敬意を払うという好ましい事態になっていくのではあるまいか。

第六章　三千人の医師から学んだこと

この本の最初の章を『ニューイングランド医学誌』に発表した後で、わたしは十数ヵ国の医師から約三千通の投書を受け取った。その三千通の手紙について、わたしが一番驚き、また嬉しく感じたのは、多くの医者が難病の治療のための新しい、型破りとも言える方法に対しても、虚心坦懐な態度を取りだしたことが、はっきりとうかがわれた点だ。手紙の中には、わたし自身の病気からの回復に役立った方法——生への意欲の強化と笑いとビタミンCの大量点滴——を支持する声が多く、わたしは大いに意を強くした。わたしの記事に反応して投書を寄せられた医師たちは、素人が診療の問題に立ち入ることを嫌がるどころか、素人が正しい療法の探求に医師のパートナーとして協力すべきだという意見に好意をもって賛成していた。

その医師たちの手紙には一つの考え方がはっきり反映していた。それは、患者は自分の精神力と体力を病気との戦いに動員できるものであり、その患者自身の能力を百パーセント利用するのが医師の主な役目の一つであるという考え方だった。また現代の薬がいよいよ危険性を増してきており、慎重な医師は新奇な薬に頼らないように極力患者を教育しなければならないという見解も、それらの手紙全部に共通していた。この医師たちの間の新しい動向は、正しい栄養状態とストレスからの適度の解放という条件があれば、人間の身体は強い回復力、再生力を持つものだということに理解を示していた。

通信は医師からだけに限られなかった。一人の素人の伝えてきた話は、医師たちの取り上げた重要な問題点の多くを改めて裏書するものだった。例えばニューヨーク市のある弁護士がわたしのところへ電話をかけてきて、四歳になる娘がレノックス・ヒル病院に入院中で、昏睡の危篤状態に陥っていると話した。その子はウイルス性脳炎に罹っていたが、この病気に抗生物質が効いたという過去の記録はなかった。この父親は、もう現在行われている療法以外に打つ手はないという事実を認める気にはならなかった。そこで、わたしが大量のビタミンCを摂取した後で膠原病から回復したということから見て、同じ療法が娘にも役立つのではあるまいかと尋ねてきたのだ。

わたしはその弁護士に、あなたと同じような素人のわたしが医学的な意見を述べたりするのは、はなはだ無責任なことになるだろうと答えた。それだけでなく、わたしの回復のどこまでがビタミンCの点滴によるもので、どこまでが笑いとか、生への意欲の強さとかいうような健全な情緒の総動員によるものか、それを判断することは不可能であった。わたしは、ひとつ主治医にビタミンCを使うのはどうかと相談してみたらとすすめた。

弁護士は、ビタミンCのように平凡でありふれた薬など主治医は馬鹿にして相手にしてくれないのではないかと心配した。そこでわたしは、わたしの記事を読んだ医師たちが送ってくれた多数の医学パンフレットのことを話した。それらはみな、抗生物質や、その他の薬の効かない多くの種類の障害にビタミンCを使用することに賛成だった。

そのほかわたしは特に、カリフォルニア州サンホセの生化学者アーウィン・ストーンの研究について話した。ストーンは重症の病気の治療におけるビタミンCの効能については、アメリカの最高権威である。わたしは、医学雑誌から人体の化学作用上ビタミンCの果たす役割についての、ストーンやその他の人々の研究の記事のコピーを取って、弁護士に送ってあげると言った。これらの記事の中でわたしが特に感銘を受けたのは、ビタミンCが人体それ自身の治癒機構を活発にし、強化する力を持っているということのデータであった。わたしは弁護士に、もし主治医がまだその記事を読んでいなければ、その資料を主治医と一緒に検討されるといいかも知れないとすすめておいた。

その翌日わたしは、ソ連のラトビアで再開されるダートマス会議に出席するために出発した。これは第一章に述べたダートマス会議から十四年目の会議であった。その海外旅行の間に、いろいろな医学センターで照会して見ると、ビタミンCの点滴がウイルス性脳炎の治療にたびたび使われて、効果をあげているということがわかった。

わたしはニューヨークへ帰ると、例の弁護士のところへ電話して、女の子のことを尋ねた。弁護士はまずアーウィン・ストーンと話して見たところ、ストーンは重症のウイルス性脳炎患者がビタミンCの大量投与で快方に向かったという最近の経験を知らせてくれたと語った。弁護士は、このストーンから得た情報と、わたしが送った医学雑誌の記事のコピーとを頼りにして、娘の主治医に話してみたが、その結果はけんもほろろに断わられただけであった。弁護士が医学雑誌の記事を見せようかと言うと、医師は医学に関することで素人の指図など受けなくてもいいと答えた。

そこで、弁護士は一計を案じ、数日後にその専門医に、このつぎ子供が昏睡状態から覚めた時に、アイスクリームを食べさせてもいいかと聞いた。専門医はそうするようにすすめた。弁護士は一ポンドのアスコルビン酸ナトリウムを買い求めた。アスコルビン酸ナトリウムのほうがアスコルビン酸(ビタミンC)の形よりも溶けやすく、苦味が少ないからだった。彼は少なくとも十グラムのその粉末をアイスクリームにまぜ合わせて魔法びんに入れ、病院に持って行って、一日中つき切りで待っていた。そして娘が昏睡から覚めると、アイスクリームはほしくないかと尋ねた。答えは大喜びのイエスだった。娘が大半をむさぼり食うのを見て、弁護士は悦に入った。

その翌日彼はまた、前日よりもまだ多くのビタミンCをまぜたアイスクリームをどっさり娘に食べさせた。彼は毎日、毎日それをくり返したが、子供は日増しに酸素テントなしで過ごせる時間が長くなっていった。病勢はその後もずっと引きつづき好転していき、弁護士はその間毎日平均二十五グラムのビタミンCを娘に与えた。二週間後、子供は全然酸素テントを必要としなくなった。

弁護士は嬉しさで声をはずませながら、電話口で子供がすっかり回復して、まもなく家へ帰れる見込みだと話した。そこでわたしは主治医に一部始終を告げたかと尋ねた。

「とんでもない。わざわざ面倒をひき起こさなくてもいいでしょう」と弁護士は答えた。

たしかに、素人が医師に隠れてこそこそ何かするというのは、ほめられたことではないし、また危険でもある。しかしその専門医の態度の中にもよく考えてみなくてはいけない点があるかも知れない。その医師は型通りの範疇に囚われてしまって、他の道もありはしないかと本気で考えることができなかったのだろうか。それとも素人の差出口と見て、無闇に反発したのだろうか。それにひきかえて、わたしが医師たちから受け取った投書に見られるもっとも驚くべき特徴の一つは、専門家外の人々の考え方に対する、今までにない尊敬のしるしである。南カリフォルニア大学医学部のゼラルド・ルーニー博士の手紙には次のように書いてあった。「医師が患者から学ぶことはないという観念ほど時代遅れなものはありません。今日の一般人の医学的なことについての教養は、わずか四半世紀の間に段違いに進歩しました。例えば、栄養学のあらゆる分野については、(控え目に見ても)医師にひけを取らない患者がたくさんいます。ひょっとしたら、これは新しい消費者運動意識がついに医学界まで押し寄せてきたということかも知れません。わたしは学生たちに、患者の言葉と、博学の素人の当事者の言葉とには、よく注意して耳を傾けるように教えています。よき診療はよく聴くことから始まるのです」

ビタミンCの魅力ある特長の一つは、正しく投薬すれば、たとえいい効果を生じなくても、害がないという点である。(注)そういう事情の下では、女の子の主治医が弁護士の頼みに一顧も与えなかったというのは、果たして妥当と言えるだろうか。医師の義務は、患者に対してだけに限られるだろうか。患者の近親者の無理からぬ情緒的要求についてはどうなのだろうか。その専門家と女の子との関係は、ある時、ある場所だけに限られているが、父親は一生の責任を負っているのだ。

(原注　誤った投薬の問題はこの章の後段で論じる。)

患者の近親者に対する医師の態度にからむ問題の見本がもう一つあった。その当事者は癌で死にかけている、ボストンのある男の妻であった。彼女はわたしに電話をかけてきて、夫は標準的な治療法——放射線療法、外科手術、化学療法——を一通り受けたが、先の望みはなさそうだと心配を語った。彼女は以前に、ノーベル賞を受けた化学者ライナス・ポーリングがビタミンCは癌をなおすと述べたという記事を読んだことがあった。そのことを思い出して、彼女はもしやという希望を抱いた。そしてわたしに、不治とされた病気から立ち直った自分の経験にもとづいて、ビタミンCを使うべきだと考えるかどうか、意見を聞かしてほしいと言った。

わたしは、先の弁護士との会話の際と同じように、この婦人に対しても、わたしがどうせよという意見を述べるのははなはだ妥当でないだろうと答えたが、しかしポーリング博士の結論が主に、スコットランドのラック・ロモンドサイド所在ヴェイル・オブ・リーベン病院のイオン・キャメロン博士の研究にもとづいていることを改めて注意した。キャメロン博士はよく注意して、ビタミンCが癌をなおすとは言っていなかった。キャメロン博士の研究の結果は、ビタミンCが癌患者の生存期間を伸ばしはするが、癌の病勢を逆転させはしないことを示していた。その研究の対象となったのは病勢の進行した悪性腫瘍の患者百名で、患者たちは何週間もつづけてビタミンCを与えられた。そして、その結果を、同様な病状で、ビタミンCを与えられなかった千人の癌患者の経過と比較して見ると、前の群の患者の平均生存期間は、後の群の患者よりも著しく長かった。(ここで「著しく」と言うのは、週単位ないし月単位のことであって、年単位のことではない。それは特に注意を要する。キャメロン博士はビタミンCが癌を治すという証拠は見つけなかった。しかし博士は、自分の研究によって、ビタミンCに癌の進行を抑える性質のあることが明らかになったが、それは意味深いことだと信じている。)

キャメロン博士は癌細胞が、細胞間質を害する酵素であるヒアルロニダーゼを放出すると言う。「癌細胞の増殖はヒアルロニダーゼが放出される間は継続し、その放出が止めば増殖も止まる」。キャメロン博士の言によれば、ビタミンCは組織の結合力を強め、従ってヒアルロニダーゼの活動に対抗するという。

わたしは、大体そういう要旨の資料を癌で死にかけているそのボストンの人の妻に送ってあげることにした。しかしわたしは、彼女に向かって、ビタミンCは癌その他の重症の病気に対して効力の証明されている薬とは言えないことを強調しておいた。彼女はわたしに、主治医と話し合ってくれないだろうかと頼んだが、わたしはそれはあまり穏当でないだろうと断わり、そのかわりに主治医が望めば、わたし自身の主治医のウイリアム・ヒッツィグ博士と医師同士で話すことはできるだろうと答えておいた。ヒッツィグ博士は、わたしがアスピリン、ブタゾリジン、コルヒチン、催眠薬(これは程度の差こそあれ、どれもみな毒性がある)の服用を止め、広汎な摂生法(規則的なビタミンCの点滴はそのほんの一部であった)によって病勢を逆転させようと決心した時、全面的に賛成してくれた人だった。

その婦人は二日後にまた電話をかけてきて、ビタミンCが夫に効くかどうかを医師に相談しようとしたが、医師はいきなり「インチキ、インチキ」と叫んで彼女を黙らせ、そんなことはおよそ「くだらんたわごと」だと一蹴してしまった。

その夫妻は、主治医とは長い間懇意な仲であったけれども、もう世話にならないことにした。そして同時に、退院して自宅へ帰ることに決めた。自宅のほうが楽にくつろげる環境だし、近所の医師が喜んでビタミンCを投薬してくれるからだった。

彼らのとった行動の結果は、キャメロン博士が報告した所見と同じだった。夫の容態はやや持ち直し、食欲も増し、それにつれて生への意欲も強まった。彼がついに癌に屈したのはそれから六カ月後――元の診断より四、五カ月も後であった。おそらくそうなった一番大きな原因は、彼がその最後の余生を気に入った環境の中で、妻につき添われて過ごせたということだろう。

死は人生の終極の悲劇ではない。終極の悲劇は非人間化だ。見知らぬ殺風景な場所に置かれ、愛情のこもった手にすがれる精神的慰藉からも引き離され、生き甲斐を味わう望みも絶たれ、希望を断ち切られて死ぬことだ。

現代医学の傾向として、重症患者は常に入院させるべきだという考え方から脱却する動きが見られる。病院の集中治療ユニットに付き物の電子工学設備の偉大な技術的な進歩は、半面でそれ自体の弊害を伴わないではない。集中治療ユニットにつながれた患者は、救急の場合の診断に必要なあらゆる物を提供されている。ただし人体にとって精密な機械的な監視よりも、もっと必要な安心感だけは欠けている。そのために、患者はともすればおろおろと不安に駆られて、平静を失ってしまう。そしてそれこそ病気のもっとも危険な悪化要因の一つである。今や多くの医師が集中治療ユニットの循環的矛盾にしだいに気づいてきている。集中治療ユニットは救急治療のためにいまだかつてないほど優秀な電子工学的設備を備えているが、患者はその物々しい設備から切迫した危機を感じ取って、容態がかえって悪化するという矛盾がそれだ。それこそ、医師と患者との間に暖かい接触が欠けていることを実に鮮やかに示しているものと言えよう。

ジョンズ・ホプキンズ大学医学部のジェローム・D・フランク博士は、一九七五年の卒業式の際、学生たちに向かって、どんな病気の治療でも、それが人間の精神まで手当するのでなければ、はなはだ不完全であると語った。博士は一九七四年にイギリスで行われたある調査を引用したが、それによると、集中治療ユニットで治療を受けた心臓病患者の生存率は、自宅で治療を受けた心臓病患者の生存率以上ではなかったという。フランク博士はこれを、危機迫るという雰囲気の中で救急用電子装置に取りまかれている緊張感が、理論的にはあるはずの技術的効果を帳消しにしてしまったのだと解釈した。

同じ卒業式での式辞の中で、フランク博士は外科手術も、放射線照射も、化学療法も受けないのに病状が軽くなった百七十六件の症例についての研究に触れた。これらの実例を見ると、病状軽快の一つの大きな原因は、患者たちが自分は回復している、そして主治医もそう考えていると固く信じて疑わなかった点にあるのではないか、そういう疑問が湧いてくるとフランク博士は述べた。

わたしが今までに読んだものの中で、『臨床精神医学雑誌』の一九七八年六月号にロバート・R・リニアソン博士の書いた記事ほど、患者の医師に対する信頼の必要性を簡潔に述べた文章はない。それは次の通りだ。「病気、特に慢性の病気の場合、患者はそれを治してくれるという人に対して従属関係を結ばざるを得ない。もし信頼がこの関係の重要な部分とならなければ、病気の全快はおぼつかないであろう。患者との信頼関係の重要性を無視する医師は、病気について単純な考え方をしている人が多い。すなわち病気とは敵であって、自分はそれをあらん限りの技能と科学技術とを駆使して攻撃するという考え方である。今日のような科学技術では、患者のほうがかえって治療に殺されるかも知れないのに。

医師は文字通りに患者に接触する必要がある。医学に科学技術の応用される場面が拡がるにつれて、医師は患者からいよいよ遠ざかっている。もし医師が自分と患者との間に機械が割りこんでくるのを許しておいたら、患者の治癒を促す自分の大きな影響力を失う危険があるだろう。入念な身体検査は信頼の念を育てる――患者の身体に手を触れ、患者の話に耳を傾ける態度がそれに伴うからだ。患者のほうから言えば、それは生きた人の手の感触を感じ、自分の気持を理解してもらうこととなる。そうして初めて医師は病気と健康との間の微妙なバランスを変える仕事に、患者と協力することを許される。

医師は、将来いつか科学技術が病気を根絶するだろうという考え方に抵抗しなくてはならない。人間は恐怖と無力感とを持つ限り、病気の提供する聖域を求めるだろう。すぐれた科学者で人道主義者であるジェイコブ・ブロノフスキー（一九〇八―七四年）イギリスの科学評論家）は、この点についてわれわれに警告を発している。「われわれは絶対的な知識と能力を獲得しようという渇望を棄てなくてはならない。われわれは押しボタン式の制度と人間行為との間の距離をちぢめなくてはならない。われわれは人間に触れなくてはならない」

ハーバード大学公衆衛生学部の心臓学教授バーナード・ローン博士は『現代医学』誌（一九七八年九月三十日）の中で、医師にとっては、自分の患者が救急治療室に到着した時、その場に居合わすことが重要だと思うと述べている。「心臓発作後の結果を左右する条件の中で、患者が自分の医師の顔を見ることほど決定的なものはない。医師は、自分の患者の一生の難局に当って安心感と心理的な支えとを与えることができる。

全般的に見れば、心臓発作におそわれる患者の四十パーセントは死ぬということがわかる。そして患者はその事実を知っていて、自分もこのまま死ぬのかも知れないと察する。……第二の重要な原則は患者の身体に手を触れるということである――この慣行は、医師が機械に手を触れるのに忙しすぎるために急速に消滅しつつある。医師がその場に居合わせること、患者の身体に手を触れることは、患者と医師との結び付きを固める助けになり、患者に安堵の念を持たせる。わたしは、医師がリドカイン、モルヒネ、キニジンなどの薬のほうを振り向く前にこの意味深い真理を認識すべきだと信じている。だからわたしは病人の顔を見ると、「うん、心臓発作だが、大丈夫よくなりますよ」と言う。たとえその発作症状がすこぶる険悪で、患者の予後について内心大いに不安を覚えている時でも、わたしは断乎としてそう言う」

わたしは決して、医学の科学技術が診療上の一大恩恵でないなどと言っているつもりはない。例えば、以前だったら患者を痛い目に遭わせなければ見ることのできなかった身体の部分を直接に透視する装置ができたから、患者は診査のための外科手術の責め苦に遭わずに済む。同じ装置は有害な異常増殖のある場合に、身体の深部の手術を行わずにそれを取り除く用途にも使える。その他の機械もこの装置と同じく役立つものである。

しかし新しい科学技術の難点は、一部の診療家が大切なことを忘れ勝ちなことだ。それはこれらの驚異的な機械も、(特に患者にとって新顔の人間や、新奇の体験は一番禁物の場合に)患者を怯えさせる種になり得るということだ。もし患者の不安の度を増すまいというのならば、電子装置との対面前に、周到な心理的準備が必要だ。もちろんその準備には時間がかかる。しかしその時間を惜しまないということこそ、患者が医師にもっとも望むことなのだ。——話を聞いてもらう時間、説明を聞かせてもらう時間、安心させてもらう時間、何か未知の無気味なことの権化のような専門家やその他の助手たちを医師から親しく紹介してもらう時間、そういう時間を割いてほしいのだ。ところが多くの医師にとって、一番乏しくて割けないのが、またまさにその時間なのである。事実一部の医師は、患者と個人的に面接して、広範囲の調査を行い、長時間患者とやり取りをしながら診断をつける暇がないからこそ、新しい科学技術を好むのだ。

時によると、なぜ検査を行う必要があるのか、明らかでないのに、いろいろの検査を受けさせるようなことも行われている。それは患者にとって多額の出費になることがある。カンザスシティのミズリー大学医学部長グレー・ダイマンド博士は、知人の老婦人が受け取った医師からの請求書の写しをわたしのところへ送ってくれた。以下はダイマンド博士の手紙の文句だ。

「検査を行った医師は何の良心の呵責も感じないで次のような費目を請求したのです。心電図二十五ドル。心動図二十ドル(これは不必要)。心尖搏動図二十ドル(臨床上まったく無用)。ベクトル心電図三十五ドル(臨床医学上まったく効用が認められていない)。蛍光透視十五ドル(これは患者にも医師にも危険だからすべきでなかった)。基礎代謝検査三十五ドル(これは大学付属病院では今日はもう行わない)。検尿二回十五ドル(これは理由不明だから異論ははさまないことにします)。

こんな医師の請求書一通だけでは何の証拠にもならないことは承知の上で、わたしは敢えてこれを貴方にお目にかけます。わたしはアメリカの医学界でこういうことが常に行われているのを見てきました。そして貴方もわたしもよく知っているように、公衆は今や医師がしだいに放漫になり、医療がどんどん機械化されていくことについて非難の声をあげ、非常に危惧の念を深めています……医師が「何かして見せなければ」商売にならない仕組みの料金制度の中に繰りこまれてしまった途端、不可避的に「人間的接触」という医師の根本目的を放棄し始めたのです。

それと同時に医師は自動的に自分自身をコンピュータによる評価にゆだねてしまい、また外科手術万能、機械万能の医学が実績料金制の中で特に有利な地位を占めることを許したのです。詳細な患者の病歴の記録を取り、意識的にゆっくりと身体検査を行い、特に患者にどんな治療をしたか、どうしてそうしたか、また適当な養生法は何かを理解させるために時間をかけたりしても、その時間に対しては、手術や機械仕掛の治療と同じだけの報酬は返ってこないのです」

根本的な問題は新しい科学技術の有用性の有無ではない。その新しい技術を使用する医師の心構えであり、その技術の使い方である。

新しい科学技術のもたらしたもっとも由々しい結果はおそらく、医師の往診用の小さな黒い鞄が流行おくれになり、姿を消しかけているということだろう。実際、多数の医師が往診を断わり出した理由の一つは、往診に時間がかかるということだけではなくて、医師が手提鞄一つで手当することに不安を覚えだしたということにもよるのだ。医師たちは自分の技能をコンピュータや新奇な電子工学的診療設備の手先にしてしまったのだ。

『ニューイングランド医学誌』のわたしの記事に対する医師の投書のうちで、医師が患者に与え得るどんな薬も、病気に対する患者自身の心構えほどに強力ではあり得ないという考え方を反映したものが何百通もあった。その意味で、医師が患者に提供できるもっとも貴重なサービスは、患者が自分の潜在治癒力を最大限に発揮できるように援助すること
であるとそれらの手紙は述べていた。

あの記事の中で、わたしは、ビタミンCの効験についてはわたしの考えが全然間違いで、わたしが自分で投与したプラシーボが効いたのかも知れないという可能性を認めておいた。それに対して、イリノイ大学医学センターのバーナード・エカノー博士とバーナード・ゴールド博士とは投書の中で、ビタミンCの組織的使用後におけるわたしの病状の好転を単なるプラシーボ効果と考えるのは大きな誤りであると述べていた。両博士はこの問題について広範囲の研究調査を行っており、ビタミンCが赤血球群を拡散させる効果を有するということを立証した論文を投書に同封していた。両博士の説明によると、ビタミンCを静脈内に投与するたびにわたしの血沈の速度が落ちたのは、「ビタミンCの疎水性結合破壊作用によって、水と高分子を結合しているマトリックスが破壊され、そのマトリックスによる赤血球の結合が行われなくなった」ためであると言う。

わたしはこの両博士の説明を、ビタミンCが血液の化学的平衡の回復、言いかえればウォルター・キャノン博士のいわゆるホメオスタシス(生体恒常性)に有効であるという意味に

解した。

ビタミンC服用後病状好転が起こり得ることを立証する、もう一つのデータがレーダール研究所から届いた。アーノルド・オロンスキー博士とスレッシュ・キューアー博士とは同研究所で行った研究の結果を報告し、ビタミンCがプロリルヒドロキシラーゼの正常な作用に不可欠であり、ひいては膠原《コラーゲン》の合成にも不可欠であることが立証されたと知らせた。とすれば、関節炎のような膠原病の治療にビタミンCが有用なのは至極当然のことと思われる。

この章の初めのほうで、わたしはアーウィン・ストーンの研究に触れた。おそらくアルバート・セント＝ジェルジを別とすれば、ストーンはアメリカの医学者の中でビタミンCの現象を一番深く研究した人であろう。

ストーンは、ビタミンCという免疫系の非常に重要な構成分をなぜ人類は体内で生成、貯蔵することができないのか、その説明を試みた。自然は動物界の全メンバーの体内にビタミンCを備えさせたが、人類と他の数種の哺乳動物にはそれを与えなかった。

ストーンはこの不思議な事実に興味をそそられて、人類学的および生化学的にこの問題の研究をつづけて、一つの説を立てた。すなわちこの遺伝的欠陥は人類進化の道程のずっと初期に発生し、人類はそれ以来ビタミンCの生成能力を失い、免疫系においてこんなに大きな役割を演じる物質を食物から摂らざるを得なくなった。柑橘類の果実やある種の野菜が容易に手に入る地域では、日常の食事でこの生来のビタミンC不足を補うことができた。しかし北方の気候では柑橘類ができないから、その結果壊血病が生じたばかりでなく、重症、軽症さまざまの、広範囲の病気に対する人間の罹病性が強くなった、というのだ。

ストーンは、アスコルビン酸(ビタミンC)は厳密に言えばビタミンではなくて、肝臓代謝産物であるということを強調する。しかしアスコルビン酸が主にビタミンとして有名になったために、大衆の奇跡的ビタミン療法崇拝の傾向を嫌う医師たちは、アスコルビン酸に対しても否定的な感情を抱くようになった。ストーンは、医学界がアスコルビン酸と他のビタミンとを区別して考えるように望んでいる。その理由は、適量のビタミン摂取の必要性を軽く見るからではなくて、ビタミンCの治療上有効な特性が病気の治癒過程に非常に重要な役割を果たすからだ。ビタミンCは単に不良な食事を補う役割だけでなく、空気や水の汚染と、人口過密と、騒音およびストレスのためにいよいよ悪化する環境とに対して抗毒素の役割を果たすのであって、それはどんなに大きく評価しても足りないぐらい重要な役割だ。

しかしわたしは、ビタミンCが無差別にいくらでも服用できると言っているわけでは決してない。ある条件の下では、ビタミンCは消化系過敏をひき起こす。そういう過敏状態が長期にわたって定期的につづけば、有害で、危険でさえある。ビタミンC、特に強力な濃縮ビタミンCを食間に服用するのは禁物である。ビタミンCはビオフラボノイドと併用するともっとも有効である。またそれはビタミンBを吸収する傾向があるから、ビタミンB複合体を補給する必要がある。ビタミンCには無機質をキレート化合物として体外に排出する傾向もある。こういう特徴は鉛中毒の治療法や、環境中の鉛分に対する解毒剤として非常に有用である。しかしビタミンCを大量に投与すると、鉛以外の無機質もキレート化合によって血中から排出される。

ビタミンがどんな病気にも効く万能薬であるという考え方を医学界が憂慮することは、たしかに理解できる。しかし同時に一部の医師が、スーパーマーケットでの平均的な食品購入品目で栄養不足を予防するに十分であるという、それと同じく誤った考え方を助長しているのも事実だ。多くの加工食品に乱用されている防腐剤、着色剤、添加剤、糖分等を考慮すると、もう一度一九六九年の「食品、栄養、保健に関するホワイトハウス会議」の宣言、すなわち医学教育の最大欠陥の一つは、適切な栄養学の授業が欠如していることであるという宣言をくり返しておくのが適当であろう。

いずれにせよ、医師からの投書を読むと、医学界に、一般的には栄養について、特殊的にはビタミンCについてのバランスの取れた態度が生じてきていることが明らかに認められたので、わたしは大いに意を強くした。二、三年前まで多くの医師が抱いていた否定的な見解は、今や進んで新しい発見を検討し、適度にそれを応用しようという肯定的見解に代ってきている。

もう一つわたしが意を強くしたのは、医学界が免疫作用と、人体の自然の自己治癒力とを重視し出したことだ。この免疫と自己治癒のプロセスはいまだに相当の謎に包まれている。この本の前のほうの章に記したように、現在追求されている興味ある手がかりの一つは、免疫と自己治癒との双方のプロセスに働くビタミンCの役目だ。それに関連して、イギリスの多くの病院で現在行われている慣行には、ちょっと注意を払う価値があるだろう。それは手術後のきまりとして、感染予防のために、抗生物質ではなくビタミンCの静脈内投与を行う方法だ。

多くの医師が投書の中で、積極的情緒を重視したわたしのやり方は医学界の重要な新傾向に一致しているという意見を述べていた。その人たちはわたしが『ニューイングランド医学誌』の中で、ネガティブな情緒が人体にネガティブな化学変化を起こすのとまったく同様に、積極的な情緒は積極的な化学変化を生じると説いたのは、科学的に見て正しいと言う。わたしは特にO・カール・シモントン博士筆の、癌の原因としての情緒的ストレスについての論文と、J・B・インボーデンとA・カンターの両博士筆の、憂うつな気持が人体の免疫機能をそこなうという論文に注目した。

＊

十数人の医師からは、自分の患者と一緒にわたしの記事を読んだが、どうも患者の生への意欲があまり強くないので困るという電話がかかってきた。その医師たちはわたしに向かって、ひとつ患者のところへ電話して激励してもらえないかと頼んだ。わたしはできるだけその通りにした。その中の一つのケースは話すだけの値打ちがあるだろうと思う。一人の医師がわたしに、自分の患者で二十三歳の若い女性が膠原に関係のある病気で徐々に両脚が利かなくなっていると話した。その人はアトランタに家族と一緒に住んでいた。この患者についての一つの心理的な問題点は、家族全体が心配と絶望とで崩壊しかかっていることであった。病院で医療を受けさせようにも、健保の有効期間がずっと前に尽きていたから、どうしようもなかった。

彼女が家にいるために、家中に不安と緊張の雰囲気が漂っている、と主治医がわたしに話した。彼女の麻痺がしだいに進行しているという事実についての暗い心労の影が、関係者全員の顔にはっきりと映っていた。だから家族全体の崩壊を避ける何かの道をどうしても探し出さなくてはならなかった。この娘さんの自分自身についての感情を積極的に切り替えることが、快方への変化のために——単に彼女自身の病状の好転だけのためでなく、家族全体の綜合的健康の改善のために——どうしても必要だと主治医は信じていた。それで主治医はわたしの記事をその娘さんに見せたところ、彼女は非常に喜んで読んだ。だからもしわたしが直接に、彼女の病気に関心を持っているということを示せば、大いに役立つだろうと主治医は考えたのである。わたしはその娘さん——名前はキャロルとしておこう——に電話をかけた。彼女はポツリポツリと、しかしよく筋道の通った話しぶりで、二年間病床についたきりでいて、この麻痺がこのままどんどん悪化しつづけたあげく全身不随にならないですむとはとても考えられないのだと訴えた。お医者さんはあきらめてはいけないと盛んに言ってきかせる、自分が人生の目標を立てて、生への意欲を十分に発揮すれば、薬や運動ももっと効き目を表わすだろうと前々から言っていると彼女は話した。

わたしはその言葉をもっともだと思わないかと彼女に尋ねた。

「理屈ではもっともに聞こえるけれど」と彼女は答えて話しつづけた。「でもあの先生は自分で重い病気、本当に重い病気にかかったことがないんだろうと思うんです。あの先生には、一日がどんなに長いものか、何の当てもなしに目標を立てることがどんなにむつかしいか、人の心がどんなに考えたらいけないことばかり考えたがるか、例えば病気はちっともよくなっていなくて、毎週、毎週が何の進歩もなくて過ぎていくというようなことをね――それは先生にはわからないんです。しかしカズンズ先生はご自分で経験なさったから、おわかりになるでしょう。あの時本当に落胆なさいませんでしたか」

わたしは、その通り、落胆したと答えた。特に最初のうち、主治医がわたしの身体をこわれた車のエンジンのように治してくれるものと当てにしていたのが外れた時にはそうだった。わたしは医師が、車のキャブレターの掃除をしたり、フュエルフィードポンプを付けかえたりするように、身体を修理してくれるものと思っていたのだ。しかし落胆の次にわたしは悟った。人間は機械ではないのだ、人間だけが内部に作り付けの仕掛を持っていて、自分で自分を修理し、自分の必要を自分で充たし、自分の身体に何が起こっているかを理解することができるのだと。人間の内部にある再生力、回復力こそ、人間の独自性の中心なのだ。この力は時々障害物に妨げられたり、発育不全になったりすることがある。

医師が患者のために尽せる一番大切なことの一つは、個々の人間がその力をどこまで発揮できるかを判定してやることだ。キャロルの主治医が彼女に向かって、自分のとっている治療法は彼女の身体の自然に持っている自己治癒の力と一緒になる時にこそ、一番効き目を表わすのだと話したのは、大変に大切な忠告であったのだ。

わたしはまた話した。幸いにしてわたしは、患者自身の生への意欲が実際に快方へのきっかけを作るだろうと信じてくれ、わたしのすることを一々励ましてくれる主治医を持ったと。

キャロルは、笑いのことにとても興味があると言い、笑いは本当にあの記事に書いてあるように、わたしの回復にとって重要だったのかと尋ねた。

笑いについて重要なのは、単にそれが寝たきりの人間に体内の運動——一種の内臓ジョギング——をさせることだけでなくて、ほかのあらゆる積極的な情緒までも作用できるようなムードを作り出すことだ、一言で言えば、笑いはいいことが起こり得るように、その助けをするのだとわたしは答えた。

キャロルは、どうしたら笑いの種を見つけられるだろうかと尋ねた。わたしは、何でも価値のあるものを得ようとすれば努力しなければならないように、このことについてもそのつもりで努力しなければいけないだろうと言った。そして家族の人たちが交代で図書館へ行って、例えば本当に笑わせてくれるようないい本を探すことにしたらどうかとすすめた。わたしの言ったのは、ベネット・サーフのようなジョークの蒐集家の著わしたジョーク集などに限ってのことではなかった。(もっともわたしはベネットほど面白い話を系統的に集めた人は今までほかになかったと思う。ベネットは以前『サタデー・レビュー』誌の出版界に関するコラムの常任寄稿家であったが、このコラムにはいつも後で受け売りできるような話題が一つか二つ含まれていた。) わたしはキャロルに、今頭に浮かぶ筆者としては、スティーブン・リーコック、オグデン・ナッシュ、ジェイムズ・サーバー、ルードウィッグ・ビーメルマンズなどがあると言い、またマックス・イーストマンの『笑いの楽しみ』とホワイトの『アメリカ・ユーモアの支金庫』のような本をすすめた。いずれにせよ、彼女と家族の人たちとは、こんな類の本を探すのがどんなに楽しいことかを悟るに違いないとわたしは話し、アメリカ以外の文化のユーモアの本も探してみたらよかろうと言い添えた。

キャロルはこのわたしのすすめを聞くと、勇み立った。そこでわたしは彼女に、一つわたしの頼みを聞いてくれまいか、毎日今わたしが挙げたような本の中から一つだけ話を選んで、それをわたしにも聞かせてもらえまいかと言った。具体的には、毎朝九時半にわたしに電話をかけて、彼女と家族の人たちとがその日の傑作と思った話を読んで聞かせてくれとわたしは頼んだ。

それからわたしはキャロルの母親に話をしたが、母親も大乗気であった。そして計画を練って、家族の一人ひとりが交代で図書館や本屋へ行き、家族全員で見つけた本を審査し、キャロルが電話でわたしに読んで聞かせる話を投票できめることにしますと言った。

それから二日後、計画はもうすべり出していた。キャロルが電話をかけてきたが、その声ははずんでいた。彼女は話の最初のセンテンスを読み終えないうちに吹き出した。

「わたし、終りまで読めるかどうかわからないわ」と彼女は言った。「お電話する前から、落ちのところまで笑わないで読む練習をしたけれど、何度やってもだめでした。読んでしまうまでにお洩らししちゃうかも。わたしたちは先生にはどんな話がいいか、少し調査をしてみたんです。先生はゴルフをなさるでしょう。わたしはどこかで、先生がアーノルド・パーマーと時々一緒にプレーなさるってことと、それから先生が『サタデー・レビュー』にゴルフを茶化した有名な記事をお残しになったということだけは読んだ覚えがありますわ」

わたしは下手の横好きのゴルフをやることを白状した。

彼女は読み始めた。「ええと、ある牧師さんがゴルフをやっていました。ところが小さな池の向うまでボールを飛ばそうとしても、どうもうまく行きません。五つのボールを池に叩きこんだ後で、六つ目のボールをティーに載せるのをちょっとためらって、牧師さんはキャディに向かって言いました。『君、うまく行かないわけがわかったよ。ショットの前にお祈りするのを忘れてた。それがもとだ』。牧師さんはお祈りをして、それからボールを叩きました――ボールは二十ヤードばかり弓なりに宙を飛んでまたも水の中にボチャン。『牧師さん、ちょっと一言、よろしいですか』とキャディが聞きました。『ああ、いいよ、何なりと』と牧師さん。そこでキャディが言いました。『ねえ牧師さん、この次お祈りなさる時には、頭を前に垂れてなさい』」

それはゴルフ史上で大昔からある小咄の一つだが、キャロルは初めて読んだのだった。しかし、わたしは彼女のとめどもない笑いの仲間入りをした。それから彼女は、一番楽しかったのは、その前日の午後家族全員が集まって、キャロルがわたしに読んで聞かせる話をきめるために十数本の話を検討した時だったと話した。「とても素敵でしたわ。うちの母は図書館から一ダースばかりの本を持って帰ってきました。そしてその中で一番おかしな話をいくつかしぐさでやって見せました。自分でも愉快でたまらないって言ってました。母は昔から舞台に出たかったんです。それで母の演技がすむと、みんなで好きな話に投票しました。今朝は兄が図書館へ行く番で、出かけて行きましたわ。兄は家で一番本のことを知っていますから、多分オー・ヘンリーか、マーク・トゥエーンの中の文章か、それとも短篇小説かを、持って帰りますでしょう。ですからこの次お電話したら、長くなると覚悟しておいてください」

この出来事の中で一番わたしに嬉しかったのは、キャロルの家族の人たちが彼女との間に新しい、前よりもはるかに楽しい結び付きを見つけているということだった。家族の人たちがキャロルを含めてみんなで一緒に楽しい企画に参加することができたという事実は、キャロルにとってと同じくらい、家族の人たちにも重要な意味を持っていた。キャロルの主治医が二日後に電話してきた時も、この家族の状況がガラリと変わった点が一番嬉しいと話していた。主治医はキャロルの家を訪ねて見て、アッと驚いたという。家族一同が今までの暗いしかめっ面から一度に明るい、張りのある顔に変わっていたからだった。家族の人たちは先を争って主治医に自分たちのしていることを報告したあげく、主治医にまで次にキャロルが電話で話す話の投票に参加させたそうだ。

二週間後、主治医はもう一度電話を掛けてきて、一番目ざましい成果は家族全体の生活の質が一変したことだと話した。キャロルの体調についてはまだ何か言うには早すぎるが、彼女は前よりずっと元気になり、たしかに前途に希望を持てるようになった、ということだった。

主治医は生活の質ということを中心問題とみなしたが、この点は特に強調しておく値打ちがある。病気はすべて克服できるとは限らない。しかし多くの人は必要以上に病気に負けて、生活をかき乱されすぎている。そこまで意気阻喪しなくてもいいのに。そういう人たちは、本来不屈の態度を取れるだけの力を持っているのに、それを自分で無視したり、弱めたりしているのである。たとえ病気になっても、意味のある人生を送り、さらに進んでは多少の喜びすら味わって生きる余地はいつでも残っている。重い病気や生死に係わる難病でも、どれも常に高熱と間断のない痛みを伴うとは限らない。だから生活の質を、少なくとも治療と同等に大切にすることは可能なのだ。

あるニューヨークの医師がわたしのこの信条を読んで、大いに我が意を得たと言って電話をかけてきた。その人は末期の癌をわずらっていると打ち明け、『ニューイングランド医学誌』のわたしの記事に励まされて、まだ自分の身体を動かせ、喜びを与えてくれるあらゆる物に自分で触れることのできる間に、この人生からできる限りのものを得る努力をしようと決心したと言った。

「わたしは今自分がしていることを他の人にもせよとすすめるつもりはありません」とその医師は話しつづけた。「利用できる限りの科学技術や化学療法を駆使して癌と戦うという伝統が非常に根強いので、われわれはほかの重要な問題、価値判断に関する問題を考えてみるだけの時間も、勇気もほとんど持たないのです。その問題とは、例えば、末期の癌患者をほんの二、三カ月間生き延びさせられるかも知れないという、まったく仮定的な可能性だけのために、体力にかかわる種々の合併症を起こさせてまで、化学療法や放射線照射を施すのが正しいことかどうか、それよりも患者当人にとっては、余生の一分、一分を生き甲斐のあるやり方で活用するほうがよくはないか、というような問題です。わたしにとっては、その選択は容易でした。わたしは今、これまでいつもしたかったことをいろいろしています。もちろんあまり過激なことはできませんが、しかしとても動けないのではないかと心配していたのにくらべてみて、意外なほど活動できます。

わたしが自分で今やっていることは、わたしの哲学から出ているので、わたしの科学から出ているのではありません。他人の治療に当って科学から脱却した今、わたしはまったく別の分野にいます。そこではおそらく、わたしよりも牧師さんや心理学者のほうがふさわしいのでしょう。それはわたしにとってはいささかジレンマですが、しかしわたしは、伝統的な治療の枠の中でも、わたしの患者たちの精神を引き上げるように努めています。ありがたいことに、患者たちもユーモアをまじめに考え始めてくれました」――彼は自分で言った言葉のおかしな取り合わせにクスクス笑った――「それでわたしは、ユーモアがいい効果をあげていることをあなたにお知らせしたら、ご興味がおありだろうと思ったのです。わたしは患者に、わたしも同病だということを包み隠さずに話します。患者はわたしが笑うのを見て、自分が笑えないことを恥のように感じます。わたしと患者たちとの面接はちっとも暗くありません。わたしは患者がわたしの来るのを待ち受けるようであってほしいと思いますし、わたしのほうも患者と逢うのは楽しみです。そしてこれだけはぜひ申し上げたいと思ったのですが、先生が『ニューイングランド医学誌』で笑いについておっしゃっていることは、わたしにはまったくピッタリでした」

この人の話の中で一番わたしが驚いたのは、この人が医学者としての義務とみなしているものが、同じ人の人生の生き方についての哲学的信条と衝突するということであった。この人は今までの訓練から、自分の仕事を病気の治療に限定すべきだと感じていた。しかも自分自身の問題と患者の問題とは、ある点で病気を超越し、生きることとの根本的な価値にかかわってきた。この人の自分自身の問題に対する解決法は、自分の病気のような場合に普通処方される類の科学的療法よりも人生の質のほうを優先させることだった。

古今の歴史を通じて多くの作家がこの一般的なジレンマについてそれぞれの解釈を下してきた。たとえばトルストイ、ドストエフスキー、モリエール、バーナード・ショーなどもそうである。極端な苦痛というような条件の下でも、寿命を引き延ばすべきなのか。医師は自分の使う医療の武器が患者の身体に大きな苦しみを与えるような場合にも、使える武器を総動員して病気と戦う義務があるのだろうか――それが一般的なジレンマである。

そのほかにも、医師がただ一人の生命しか救えない場合、たとえば母と子のような場合には、どちらの生命を救うかをきめなければならないという問題もある。このわたしの話した相手の医師のジレンマは、おそらくあらゆるジレンマの中でも一番むつかしいジレンマであったろう。自分で正しいと信ずる方法をとるために、この医師はどこまで自分の受けた職業的訓練を超えるのだろうか。時として、病気の治療と人間の治療との間に矛盾が生じはしないのだろうか。

最近では、こんな問題を取り扱う医学校も数多く出てきた。一九七〇年代の間に重要な新しい認識が生じたのである。それは、医学生に医学者としての訓練を施すだけでは足りない、新しい知識や急速に発展する科学技術の結果として抽象的な問題が次々に生じてくる。それを処理できるだけの教育を施す必要があるという認識だった。

国会の条令によって作られた「国立人文講座基金」は医学の倫理に関する講座の発展を促すために巨額の支出を認めた。今までに少なくとも五十校の医学校がこの分野への同基金の助成金を受けている。またヘイスティングス財団はこの医学の倫理の分野では、おそらくあらゆる民間機関中もっとも広汎な研究を行っている。さらに、医学教育界の多数の指導者たちが集まって、「保健と人間的価値の会」という機関を作った。この会は医学校のカリキュラムの中で倫理と価値とについての教育を盛んにするためのセンターの役だけでなく、また医学界内外の人々の交流の場の役も果たすことになっている。この分野でのもう一つの重要な発展は、コロンビア大学の医学部に『人間と医学』という、倫理と価値とに関する季刊誌の発行所が置かれたことである。

＊

この章の前の方に、重病に罹って、悪くなる一方の患者の気持は医師にはわからないのではないか、というキャロルの懸念のことを書いた。それはよく考えてみるべき問題だ。

アルバート・シュヴァイツァーはその著書『わが生活と思想より』の中で、中年時代の初めに自分自身重い病気になった時に、もし回復したら、病中の自分の気持を絶対に忘れないようにしよう、今後は医師として、少なくとも診断に払うと同じだけの注意を患者の心理に払おうと決心したことを書いている。「痛みの刻印を押されている者たちの仲間意識」というものがあるともシュヴァイツァーは同じ著書に書いている。この仲間以外の者には、その痛みの裏にひそむものを察することは非常にむつかしい。

わたしは一九六四年の病中の経験で知っているが、病院の患者同士の間では、医師には決して相談しないことも話し合う。重病人の心理がわれわれ患者と、われわれに施す技術と慈悲の持主たちとの間の壁になるのだ。

重病人にはまず絶望感がある。それはそれ自体一つのむつかしい病気だ。もう二度と再び正常に動けるようにはならないのではないかという、潜在意識下の不安もある。そしてその不安から、われわれ重病人と、自由な運動、自由な音、自由な期待の一般社会との間を隔てる壁ができる。

うるさい不平家と見られたくないという感情もある。

自分の家族の者にこれ以上の心配の重荷をかけたくないという願望もある。それがますます孤立感を深める。

孤独に対する恐怖と、独りでいたいという願望との間の衝突もある。

病気は自分の至らなさの現われではないかという、潜在意識下の自尊心の喪失もある。

自分の背後で決定が行われているのではないか、自分の知りたいことを一部しか知らされていないのではないかという不安もある。そのくせ知るのは恐ろしい。

威圧的な科学技術に対する過敏な恐怖もあれば、データだけに基づいて代謝を営まさせられて、もう元の元気な顔つきには返らないのではないかという不安もある。注射針やバイアル瓶を持って襲撃してくる見知らぬ人間たちへの反感もある。その人間たちの中には、われわれの血管の中に魔法の薬みたいなものを注入していくのもあれば、今そんなに取られてたまるものかと思うぐらい大量の血を取っていくのもいる。白塗りの廊下を車椅子に乗せられて検査室へ押して行かれ、何やら小型の機械や、チカチカ点滅する灯火や、ぐるぐる廻る円盤などのような、なじみの薄い代物に対面させられる嘆きもある。

人と人との暖かい接触がほしいという、片時も止むことのない、切ない願望に根ざす深い空しさもある。暖かい微笑と差し伸べられた手のほうが、現代科学の提供するものよりもはるかにありがたいのだが、後者は得やすく、前者は得がたい。

わたしは入院中に、病院が驚異的な科学技術の形で提供し得る一切のものよりも、同情の雰囲気のほうがずっと患者の助けになるという確信を抱いた。病院の職員の連続性も問題である。経済的に恵まれた患者は概して、毎度毎度新顔の職員の世話になるような憂き目は避けられる。好みの程度の付添いを選んで雇えるからだ。しかし大部分の人にとっての病院生活の現実はと言えば、職員が次々に替わり、看護はこまぎれになり、患者の驚きには無頓着という状態である。患者のほうが目まぐるしい人の替わり方に懸命に順応していくほかはないのだ。

病院について――いやその点ではむしろ医師についてと言ったほうがよかろう――一番問題にされるべき点は、患者にここは自分のいるべき場所だという確信を抱かせ得るかどうか、患者に自分を治そうとしている人々への信頼を持たせ得るかどうか、一言で言えば、患者にここにいればよくなるという期待を持たせ得るかどうかである。

*

わたしが大量のビタミンCをとることにきめたのは、ライナス・ポーリングの言葉や書いたものの影響によるものではないかと、手紙で尋ねてきた医師が何人かあった。わたしがビタミンCを使ったのは一九六四年のことで、ポーリング博士のビタミンCに関する最初の主要な論文「ビタミンCと通常の風邪」が現われたのは一九七〇年のことであった。その論文が発表された後、わたしはポーリング博士に手紙でわたしの経験を知らせた。それから以後はお互いに文通をつづけ、わたしはこの分野における博士の研究を非常に興味をもって眺めている。

医師からの投書の中にはまた、一九六四年のわたしの病気の診断と治療とに際して、わたしがヒッツィグ博士と「相互協力関係」を結んだのは、わたしの過去の病歴の中で心理的、思想的にその素地となるような事件があったからかと質問したのが何通かあった。たしかにそういう事件が二度あった。

わたしが初めて、医師の暗い診断にも負けずに努力するという経験を持ったのは、十歳の頃で、わたしはその時結核のサナトリウムへ送られたのである。わたしは幼い時大変虚弱で、体重不足であったから、何か重病に罹っているものと見られても無理はなかった。後日になってから、医師が正常の石灰化を結核の徴候と誤診したことがわかった。その頃のレントゲン写真は複雑な診断の基礎として百パーセント信頼できるようなものではなかった。しかしとにかくわたしは六カ月間サナトリウムで過ごした。

その幼時の経験を思い出してみて、わたしに一番興味深かったのは、患者が自分から二つのグループに分れるということだった。一つは病気を克服して、また正常な生活に立ちもどれるという自信を持っているグループ。もう一つは病気は長びいて、末は死ぬかも知れないとあきらめてしまうグループであった。われわれのように、楽天的な考え方を変えない患者たちはお互いに仲よしになり、創造的な活動を行って、もう一派の、最悪の事態になっても仕方がないとあきらめた患者たちとはほとんどつき合わなかった。新しい患者が入院してくると、われわれは悲観組の先手を取り、懸命にこちらのグループに引きこんだ。

わたしは、こちらのグループの少年たちのほうが、別のグループの連中にくらべて、はるかに「全治退院」の率が高いという事実に気づいて、強い印象を得た。まだ十歳という幼年でありながら、わたしはすでに考えの上でコンディショニング(条件づけ)を受けたのだ。その頃希望の力について得た教訓が、わたしの病気の全快に大きな役割を果たし、またわたしがその後人生の価値を重んずるようになった大きな動機になっている。

わたしは、十七歳になる頃までには、幼時の虚弱さをすっかり克服していた。わたしは活発にスポーツに打ちこみ、身体は年々逞しく伸びた。このスポーツ熱愛の癖はいまだに変わっていない。もう一つ幸いなことに、わたしの結婚した相手が生まれつき快活な性格で、栄養を十分とることの大切さを深く信じている女性だった。

　第二の大きな事件は、一九五四年、わたしが三十九歳の時に起きた。当時家族に対する責任が重くなってきたので、わたしは用心のために生命保険の契約額を増やしたほうがいいと考えた。ところが保険会社の医師たちは、心電図に重い冠状動脈閉塞の徴候が現われていると言って、わたしの加入申請を却下した。わたしの伯母がたまたまその保険会社の代理店を営んでいたのだが、伯母はこの医師の所見を包み隠さずにわたしに知らせた。医師たちは、確実な証拠はないにもかかわらず、心臓壁の肥大と不整脈の特徴を備えた「虚血性」症状と診断した。伯母の話によると、医師たちはわたしがすぐに一切の仕事を止めて、数カ月間寝ていなくてはだめだと言っているという。わたしはその報告を聞いて、全身の力が抜けるように感じた。仕事も、旅行も、活発なスポーツ生活もあきらめなければならないなどとは、思いも寄らぬことだった。しかし現に親身の伯母が、保険会社の医師の言葉として、今わたしが一切の活動を止めれば、一年半は寿命を延ばせるだろうと告げているのだ。

　わたしは妻に向かっては、保険会社の医師の宣告のことは一切話すまいと決心した。その夜家に帰ると、幼い娘たちがわたしのほうへ駆け寄ってきた。娘たちはわたしに宙にほ

う り上げてもらったり、わたしの肩から長椅子の上へ飛びこみをしたりするのが好きだった。ほんの一瞬の間、わたしは二つの道を眺めた。一つの道には「心臓病横丁」という立札が立っていた。もし専門医の忠告を受け入れるのなら、もう二度と娘たちを宙にほうり上げたりしてはなるまい。それに対して、第二の道を選べば、『サタデー・レビュー』で全力を尽して働き、わたしの生き甲斐である他のすべての仕事をつづけていくことになるだろう。第二の道を行けば、わたしの寿命はせいぜい二、三カ月か、二、三週間か、あるいは二、三分間かも知れない。しかしそれがわたしの道だった。それは容易な決断だった。わたしは幼い娘たちが駆け寄ってくるとつかまえて、今までよりもずっと高く宙にほうり上げてやった。その翌日は多分総計四十五ゲームから五十ゲームぐらいシングルのテニス・トーナメントをした。

その次の月曜日に、わたしはヒッツィグ博士に電話をかけ、保険会社の医師の暗い宣告のことを話した。博士はわたしにすぐに自分のオフィスへ来るようにと言い、わたしをマウント・サイナイ病院の心臓病科の医長のところへ連れて行った。マウント・サイナイ病院の心電図も保険会社の医師の報告を裏書していた。わたしはヒッツィグ博士のオフィスへ帰り、博士とよく話し合った。わたしは博士に向かって、自分はこれまでしてきた通りのことをつづけて行くつもりだということと、またわたしの心臓を鼓動させているものを残らず写し出して見せるような心電図など世界中にあるとは思わないと言った。ヒッツィグ博士はわたしの背中をたたいて、全面的にわたしを応援するとはげましてくれた。

それから三年後にわたしは有名な心臓病専門医のポール・ダドレー・ホワイトに逢った。彼は一部始終を注意深く聞いた上で、わたしに向かって、わたしのしたことこそ、唯一つの命拾いの道だったと言った。そしてまた、たとえわたしの場合に診断されたような心臓の機能障害が明らかな場合でも、活発な運動をつづけることが心臓を正常に機能させるために必要だと思うと述べた。彼はまたわたしが一九五四年の専門医たちの宣告を受け入れていたら、十中八九その宣告通りの結果になっていたろうとも言った。

このポール・ダドレー・ホワイトとの出逢いは、わたしの一生に一つのエポックを画するものだった。わたしはそれによって、自分は自分の身体とうまくつき合っていけるという自信を得た。わたしはまた、人間の心は身体をしつけ、身体のための目標を設定し、どういうわけか、身体自体の潜在可能性を察知し、果断に前進することができるという信念を強めた。

わたしはこの事件をこうしてもう一度書いているが、しかし決して重い心臓病の患者に医師の勧告にそむけとすすめているのではない。わたしにはヒッツィグ博士という後見がついていた。その上わたしの場合には、ほかの人にはあてはまらないいくつもの要因があった。

以上の三つの事件の結果、医学界に対するわたしの敬意は薄れただろうか。いや、その逆である。わたしが医師から受けとった三千通の手紙を読むと、一般に医師は、病気の治癒過程における心理的、道徳的、精神的要因というものを認めたがらないという考えは消えてしまった。大多数の医師は、医学が学であると同時に術であるということをよく認識している。そして医学において生徒が習い、先生が教えなくてはならない一番大切な知識とは何かということもよく心得ている。それは、人間の精神と肉体とが非常に大きな困難に直面した時、どんなふうにしてもっとも深いところにひそむ力をふるい起こすか、ということだ。

医師からの投書の中には、わたしがもう一度重病に罹った場合、前の時と同じような心身一体の反撃を行うことができると思うかと尋ねている手紙が何通かあった。

わたしの答えは、一人の生涯の間に何回そんな努力が可能かは、正直言ってわたしにはわからないが、しかしその時が来れば、わたしはもう一度やってみるに違いない、ということだった。

わたしは自分が幸運であったことをよく知っている。わたしの身体はこれまでに、エキスパートの医師たちが一九五四年に予想したより、はるかに遠くまでわたしを運んできた。わたしの計算によれば、わたしの心臓は保険会社の医師たちが予想したよりも八億七千六百九十四万六千二百八十回多くの鼓動を打ってくれたことになる。

偶然中の偶然で、わたしは一九六四年の病気のちょうど十周年目の日ニューヨークの路上で、あの麻痺が進行するだろうと暗い診断を下した専門医の一人に出くわした。その医師は明らかにわたしを見てびっくりしていた。わたしは片手を差し伸べた。彼はその手を握ったが、わたしは握手の手を振らなかった。わたしは言いたいことが一つあったが、それを相手に伝えるのには、相手が思い知るような、手きびしい挨拶の形によるのが一番よかろうと思った。わたしは力をこめて相手の手を握りしめた。とうとう相手は顔をしかめて放してくれと頼んだ。医師はわたしの握力からして、わたしの今の体調は問わなくてもわかると言ったが、しかしどうしてそんなに回復したのかと、そのわけを熱心に尋ねた。

それはすべて、ある専門家たちの知識が、ある人間に向かって死の宣告をくだすほどに完全ではないと、わたしが判断した時に始まった、とわたしは答えた。そしてわたしは付け足した。あの人たちに他人に向かって言う言葉に注意してほしいと思う、聞かされる相手はその言葉を信じこんでしまうかも知れない、それが終りの始めになるかも知れないのだから、と。

人間の治癒力

ルネ・デュボス

この書物の主なテーマは、人間が自分の病気や身体障害から回復しようと思えば、自分自身である程度責任を負わなくてはならないということだ。この「患者の責任」という観念はもちろん目新しいものではないが、しかしこの観念の背後にひそむ思想全体をこの書物ほどみごとに説きあかしたものは稀だ。著者は医学に関しては素人だが、その見解はいくつも医学界に広く受け入れられるようになっている。ストレスの性質について、あるいは病気に対する人体の抵抗力を引き出す精神の力について著者が観察した結果は、主な医学研究センターでの重要な発見とぴったり一致している。

人体の治癒現象についての書物は当然のこととして長寿の問題を取りあげずにはすまない。この書物もやはり人生の質の問題と並んで、人生の延長の問題に関心を払っている。しかしこの書物がそういうふうに二つの重点を持っているということは、現代社会の重要な傾向の一つに符合している。それはすなわち平均寿命が一般的に七十代、八十代まで延びてきたという傾向だ。現にアメリカ政府社会福祉局のある報告によると、一九七六年には全米で百歳以上の長寿者が一万七百人いたという。国民の全人口に対する百歳以上の長寿者の比率がアメリカと同じくらいの国はほかにもいくつかあるに違いない。

たしかに、そういう非常に高齢の人の正確な年齢をつきとめることはむつかしい場合が多い。彼らの生年月日の記録が不正確であったり、まったく存在しなかったりしがちだからだ。例えばアメリカでも、たしかに百歳以上という動かぬ確証のある人たちの数は一万人に足りないかも知れない。しかしそれにしても、完全に資料の裏付けのある長寿者の数は相当多く、気候条件、社会条件がいろいろと変わっても、同じように長寿が達成できるということを立証するに十分である。

一六三五年のこと、トーマス・パーというイングランドの人がチャールズ一世の命令でロンドンへ召し出された。教会の記録やその他の情況証拠によると、愛称「パーじいさん」ことトーマスは当時百五十二歳であるという報告が王さまの耳に入ったからである。パーじいさんは王さまの宴会に招かれ、ワインをふんだんに飲ましてもらったが、それからすぐ、まだロンドンにいるうちに亡くなった。その検屍解剖を行ったのは、誰あろうウイリアム・ハーヴィー（一五七八―一六五七年）イギリスの生理学者。解剖学の大家で国王の侍医）であった。ハーヴィーはパーの身体の諸器官がすこぶる健全で、「生まれた日のように健康である」と感嘆した。ハーヴィーはじいさんの死因を暴飲暴食とロンドンの空気の汚染と診断した。

空気の汚染にかけては、十九世紀のパリも十七世紀のロンドンにひけは取らなかった。それにもかかわらず、有名なフランスの化学者ミッシェル・ユージェーヌ・シュブルールはこのフランスの首都に七十五年以上住み、一八八九年に亡くなった時には、百三歳に達していた。ナダール（一八二〇―一九一〇年）フランスの写真家）がシュブルールの百歳の誕生日の祝いに撮影した写真を見ると、彼は子供のように「ジュア・ド・ビーブル」（生気）に溢れ、痩せてはいるが頑健そのものに見える。亡くなるちょっと前に、人から身体の工合はどうかと尋ねられた時、彼は「ユヌ・セルテヌ・ラシチュード・ド・ヴィーブル」（一種の倦怠感）を覚えるとこぼしたきりであった。彼が最後の学術論文を発表した時は、九十九歳だった。

チャールズ・ティエリーは一八五〇年生まれで、九十三歳になるまでマサチューセッツ州ケンブリッジで銀細工師の家業に従事した。彼は毎日、田舎の道を遠くまでせっせと歩きまわる習慣で、それを隠居した後まで止めずにつづけた。百三歳の時にインフルエンザにかかり、すっかり身体の調子が狂って、回復が思わしくなかった。ちょうどその時ポール・ダドレー・ホワイト博士が彼を診て、天候を気にしないでもう一度日課の散歩を始めるようにすすめた。ティエリーはその散歩のおかげですっかり回復したが、百八歳の時、主として自分の不注意から肺炎になって死んだ。

一九六〇年代には一人の非常に高齢の老人がコロンビアの山岳地方の村からニューヨークの病院へ連れてこられた。それは治療のためではなくて、医学者たちの好奇心による検査のためだった。そのじいさんはたしかに百歳以上で、情況証拠によると百五十歳近くかも知れなかった。じいさんは一生を原始的な生活条件の中で過ごし、小男だが活力に溢れ、スペイン語で楽しそうにしゃべりまくった。わたしはその時彼がお客として滞在していたと同じ病棟に入院していたので、そのじいさんの元気だったことについては証人になることができる。実際わたしは、その元気さに大いに羨望を感じたものである。そのじいさんはコロンビアへ帰ってから間もなく亡くなった。

エライアス・メチニコフ(一八四五—一九一六年)ロシア生まれの医学者、一九〇八年ノーベル生理学医学賞受賞)は、一九〇四年に出版した著書『老年』の中で、自分がロシアとフランスとで調査した多数の高齢者の快活な面影を伝えている。メチニコフの記述によれば、その人たちのほとんどが、亡くなる間際まで活動的で、身体の不調として主に訴えたのは、シュブルールの場合と同じく、一日中動き通した後で誰でもが覚えるような一種の倦怠感だけであった。

こういうふうに近代医学の出現よりもずっと前に、健康で活発な百歳以上の高齢者が生きていたという事実は人間の寿命が本来、聖書の中に書かれている七十歳を越えるもので、医療の助けがなくても長寿は達成できるのだという証拠である（旧約聖書詩篇第九十篇第十節「われらが年をふる日は七十歳《ななそじ》にすぎず、あるいは壮《すこ》やかにして八十歳《やそじ》にいたらん」）。非常な高齢に達し得るためにはある生まれつきの体質が必要なことはおそらく事実であろうが、しかし明らかに、それよりもはるかに生活様式が物を言う。ハーバード大学医学部のアレグザンダー・リーフ博士は、最近世界の数カ所でごく高齢の人たちについて広範囲の臨床的、社会的観察を行った。リーフ博士はその研究の所見として、長寿はよくバランスのとれた材料の食物を少な目に食べること、活発な肉体の活動を持続すること、一生涯社会との関係をつづけることの三カ条にかかわっていると言う。活動的な生活から完全に引退してしまうことは、非常な高齢に達する道ではないようである。

医療の助けを必要としない、健康な百歳代の老人たちの存在は、一見したところ、「患者自身も病気の治療の責任を負わなくてはいけない」というノーマン・カズンズ氏の主張とは無関係と見えるかも知れない。しかしわたしは、非常な高齢に達するためには、カズンズ氏の回復を助けたような、ある肉体的、心理的資質がなくてはだめだと信じている。百歳まで生きるためには、肉体本来の、病気への抵抗機能をふるいおこすだけの、生への意欲がなくてはならない。

われわれはたとえもっとも都市化した条件の下で暮していても、石器時代の先祖の自然の体質をそのまま持ちつづけているのだから、自分を取りまく環境に対して生物学的に完全に順応しきれるものではない。カズンズ氏の言う通り、われわれはどこに暮していようと、何をしようと、無数の生化学的、生物学的病因にさらされずにはすまない。それにもかかわらず生き延びられるというのは、われわれに生まれながらに、外界からの多種多様の挑戦にうまく対応して行けるような生物学的、心理的な機能がそなわっているからだ。この順応性が非常に有効だから、大半の挑戦は病気に到らないですんでしまう。たとえ病気が起こっても、この順応性の働きで、医療の介入はなくても、自発的な回復がなしとげられる。古代の医師たちは、この生体の、病気を抑える自然の力をよく知っていたから、

「自然治癒力《ヴイス・メデイカトリクス・ナチユレ》」といういい名前をつけたのだ。

カズンズ氏はこの書物の中で、肉体の自然回復機能をウォルター・B・キャノンが「ホメオスタシス」(生体恒常性)的反応と呼ぶものと同じと考えている。「ホメオスタシス」というのは、有害な影響によって障害を起こした生体が「正常状態」に立ちもどることのできる自然作用のことである。実際には、「自然治癒力」のほうが、キャノンの「ホメオスタシス」よりも、ずっと複雑で、強力で、はるかに興味深い。生体の障害に対する反応が恒常性的《ホメオスタテイツク》であることはごく稀である。たいていその反応の結果として、生体が将来の挑戦に対してこれまで以上に順応力を持つような永続的な変化が生じる。例えば、傷の跡の瘢痕組織の形成は実際は恒常性的反応ではなくて、それによって肉体のその部分は同じ種類の害に対する抵抗力を増すものだ。一定の伝染病から回復する場合、普通同時に永続的な細胞の変化が生じて、その同じ伝染病に対する永続的な免疫性ができる。手足を失ったり、目が見えなくなった人には、その代りの技能が発達し、それが新しい人格の一部を形づくることが多い。生体の反応というものは、単に恒常性的ではなくて、むしろ肉体や精神の永続的な変化によって生じる創造的な順応と言うほうが当っている。

結果が恒常性的であろうと、創造的な順応であろうと、「自然治癒力」の機能は非常に力強いものだから、たいていの病気は自動的に終結する。いい医療は、もちろん治癒作用を完全にし、その速度をはやめ、患者の気分を軽快にするけれども、しかし究極的にはカズンズ氏の言葉通り、回復は患者自身の抗病機能を促すことにかかっている。ほんの数十年前まで医学は真に効果的な療法というようなものをほとんど提供できなかったにもかかわらず、あらゆる古代原始社会に上手な治療者がいたという不思議な事実の説明はほかならぬこの点に存在する。

カズンズ氏は今世紀の初め頃、アングロ・サクソン系の国々で最大の臨床家と見なされていたウイリアム・オスラーの業績のことを語っている。オスラーは学生に向かって、当時の医師の利用できる薬や、その他の療法の大半は根本的には役には立たないのだと教えていたが、それにもかかわらずボルティモアのジョンズ・ホプキンズ大学病院の医学部長在任中、治療者として非常に高い名声を博した。彼は再三にわたって、自分が今までに器質的疾患を治したのは、本質的には自分の用いた治療法の効果ではなくて、その治療法の効果についての患者の信仰と、いい看護法による安静感とによるものだという見解を述べた。オスラーはその後イギリスのオックスフォード大学の医学部欽定講座担当教授になってからも、また重ねて自分の信念を説き、治療者としての自分の成功は医学知識とは無関係な、自分の個性と行動とのある側面によるところが多いと言った。一九一〇年には「病をなおす信仰」と題する記事を書き、その中で次のようにユーモラスに述べている。「ジョンズ・ホプキンズ大学病院におけるわれわれの治療成績は実に申し分なかった。いわゆる「ジョンズ・ホプキンズ聖人さま」に対する信仰と楽天主義の雰囲気と明朗な看護婦たちとが一緒になってエピダウロス（ギリシア南部アルゴリスにあった古代の町）のアエスクラピウス（医療と医術の神。エピダウロスにその神殿があった）と同種の効験を発揮したのである」。ここでオスラーの言う「信仰療法」とは、「自然治癒力」——実は自己治癒力——の回復機能を作用させる心理的影響のことだった。

オスラーのいわゆる「信仰療法」の効果は、アメリカにおける科学的医学の主な建設者、ウイリアム・ヘンリー・ウェルチ博士（一八五〇—一九三四年）アメリカの病理・細菌学者）さえも認めている。彼はコネティカット州ノーフォークの開業医だった父親のことを偲んで、「父が患者の病室に足を踏み入れるとすぐに患者は気分がよくなった。病気を癒やす力が父の身体から後光のように射し出ているかのようであった。父の治療法ではなくて、父の存在そのものが病気をなおすことがよくあった」と書いている。またフランシス・ピーボディの有名な文句に「患者治療の秘訣は患者に対する思いやりである」というのがあるが、これもまた、医師の存在そのものが治療のもっとも有効な部分となる奇跡的な瞬間があるということを別の言葉で言っているのだ。

古来医師以外の治療者が病気の治療に成功をおさめているが、その成功はあらゆる生物体、特に人間の中にひそむ自己治癒力の見地から評価しなければいけない。器質的、精神的疾患から自動的に回復する機能はまだ完全にはわかっていない。しかし、その機能が少数の共通の器官的経路を通じて営まれるということ、また治癒を促す媒体は精神安定剤、てのひら療法、超越的瞑想、バイオフィードバック法、禅やヨーガの修行、聖人などのある個人とか、ある薬とかに対する信仰(それから当然のことながら、医師と患者間の正しい信頼関係)などと実に多種多様であるけれども、その媒体の作用に対する有機体の反応の種類はごく限られた少数に過ぎないということ——その二つのことは推定できる。

カズンズ氏は患者の心構えが病気の経過に深い関係を持っていることをくり返して説き、臨床記録中の実例を引いてそれを裏付けている。もちろん精神が肉体に影響を及ぼし、また逆に肉体が精神に影響を及ぼすことはもう誰でも知っている事実だが、しかしこの相互作用についてはもっと科学的な実験が必要だ。次にわたしの述べる実例は、そうした病気の経過や、病気の知覚に影響するタイプの種々の免疫作用、生理作用を実験的方法で研究したものである。

感染に対する肉体の自衛には体液性免疫とリンパ球自身が抗原を攻撃する細胞性免疫の二つの免疫機構が大きな役割を果たすが、それらの機構自体が精神状態の影響を受ける。その実例がマントー試験に対する催眠術の効果だった。このマントー試験というのは、結核菌から抽出した物質であるツベルクリンを皮内注射するもので、結核感染に対する肉体の反応によって感染の有無を確かめるために行われる。ところが最近ある有名なイギリスの免疫学者が、患者に催眠術をかけると、マントー試験による炎症を消してしまうことができるという確証を示した。精神が肉体に及ぼす影響についてこれほどみごとな証拠はほかに考えられないだろう。ツベルクリンによるマントー反応は免疫学者が「細胞性免疫」と呼ぶ種類の肉体的反応に属するものである。こういう形の免疫反応は結核のような重要な伝染病に対する抵抗の主役を演ずるものであり、また癌に対する抵抗についてもおそらく同じであろうから、患者の精神状態が、免疫反応を含む一切の病理学的作用の進行に影響を及ぼすと信じてもさしつかえはない。

また食後における脂肪の消化作用は純粋に生化学的作用と見なすことができるもので、その内容は、それぞれの酵素によって脂肪粒子(カイロミクロン・血漿リポ蛋白粒子)を分解し、その分解した物質を血流と各器官とに同化させるだけに過ぎない。ところがこの消化作用がまた精神の影響を受ける。四十歳代のある解剖学の教師について行った検査によれば、医学生たちに講義をしなければならないと知っただけで血漿リポ蛋白粒子が血流中から消滅する速度がにぶったという。もっと一般的なことでは、平常の生活のパターンを乱すような邪魔が入ると、ほとんど例外なく脂肪粒子の消化に悪影響を及ぼすことがわかっている。このように、精神作用は食物の消化のような一見すこぶる単純な生理作用にも影響を及ぼし得るのだ。

感情の起伏がある種のホルモン(例えば甲状腺や副腎のホルモン)の分泌に影響を及ぼすことは昔から知られていた。ところが最近の発見によると、脳と下垂体とにこれまで知られなかった一群のホルモンがあることがわかった。これらのホルモンは化学的に相互に関連していて、一括してエンドルフィンと呼ばれている。ある種のエンドルフィンの生理学的な働きはモルヒネ、ヘロインその他のアヘン剤の働きに酷似していて、痛みをやわらげる効果を持っている。それは痛みの感覚機能そのものに作用するだけでなく、また痛みに対する感情的反応を抑え、従って精神的な苦痛をも抑える。鍼治療は下垂体エンドルフィンの放出を刺激し、そのエンドルフィンがある経路を経て脊髄に達し、痛みの知覚作用にアヘン剤的な効果を及ぼすことは十分考えられる。他の種類のホルモンの場合と同じように、エンドルフィンも、精神状態がその分泌に影響を及ぼし、それによって患者の病気の知覚にもまた影響を及ぼすと推測してもそうこじつけではあるまい。

カズンズ氏は病気の中で自動終結型のものが非常に大きな割合を占めると指摘しているが、それはまったくその通りだ。医療の中で無用のものが少なくないことは十分推測できる。しかし実際には、いくつかの点で大半の患者にとって医師は役に立つものである。ある特定の病気が自動終結型か、それとも危険性を含んでいて、一定の療法を必要とするかという判断は医師の活眼による正確な診断によるほかはない。それが本当に自動終結型の病気である場合も、専門的な手当は回復の過程を速め、患者の苦痛を少なくすることができる。さらに高血圧症、痛風などのように、全快は不可能だが、その症状を軽くして患者が多少とも平常通りに暮せるようにする内科的、外科的手当の方法はある、というような病気も少なくはない。病気を治癒させるというのは、医療のただ一つの側面にすぎず、病気の徴候を緩和することが医師の一番重要な任務となる場合が多い。

そういうふうに医師が病気に介入する仕方は実に多種多様であって、それを考え合わせると、「医師‐患者間の信頼関係」という言葉の解釈もいくつかに分れる。一つは、患者が医師を父親のように頼りにし、医師の権威にすがって、一切をまかせる関係である。例えば診断という困難な問題や、特定の治療法の実施とかのように、そういうタイプの関係が必要な場合は多い。わたしが七年ばかり前に亜急性の細菌性心内膜炎にかかった時には、わたしのとるべき道はただ一つ、抗生物質療法を医師の厳命通りに守ることだけであった。そうしなければ一命に関する病気だったから。医師の権威を受け入れることはまた多分、オスラーが信仰療法と呼ぶものの効果の発揮を助けることであろう。それは結局は自動的治癒に通じる。

しかし医師の権威への盲従という態度はしだいにはやらなくなってきたようだ。正しい療法を探すための医師と患者との協力を主張するのはカズンズ氏だけではない。カズンズ氏が現在編集顧問となっている『マン・アンド・メディシン』誌の一九七七年の夏季号にコロンビア大学のエリ・ギンズバーグ教授も次のように書いている。「保健制度をどう改善してみても、市民が自分たち自身の福祉に対する責任を受け持たないかぎり実効はあがらない。もっと高度な教育を通じて個々の市民を保健制度に結びつければ、その効果は非常に大きくなるであろう」。今まで一般的には、患者の責任は賢明な生活様式を守ることに尽きていた。例えば禁煙、食養生、肉体運動、安全運転とか、あるいは関節炎や心臓病のような慢性病と共存する養生法とかがそれである。しかしカズンズ氏は患者－医師間の協力関係というものをもっと拡げて考える。カズンズ氏の考えでは、患者の責任は健全な生活様式を守ることに留まらないで、それ以上に及び、可能な場合には医師と共同責任で治療法を選択、実施することまで含む。わたしの意見では、現在のところ、治療の際にそんな創造的な役割をうまくこなせるような素人の数は少ないだろうと思う。まず治療法の効果を報告する際にできるだけ客観的に、正直に言うように努めるくらいが関の山ではなかろうか。しかしその一方、治療に積極的に参加するという態度が、患者の自然自衛機能(回復の不可欠な条件)を促す効果を持つことはほとんど確実である。(たとえその参加が、カズンズ氏の場合のように生への意欲を強め、ほがらかに笑うことだけに限られるとしても。)それは器質性の疾患の治療についてだけでなく、先天的あるいは偶発的な原因による身体障害の補正再教育についてもあてはまることだ。治療と同じくリハビリテーションも、肉体と精神の双方がその努力に加わることを意味する。その場合、肉体と精神とは、順応的変化という創造的過程をめざす意志力によって一つに結合される。

ここにカズンズ氏の提起した疑問を、科学的な医学の妥当性に疑いをはさむものとして解すべきではない。カズンズ氏は昔風なファミリー・ドクターに対して大いに敬意は払うけれども、民間療法の昔へ帰れと呼びかけているのではない。わたしはいつも感じるのだが、科学的医学の問題は、それが十分に科学的でないということに尽きる。現代の医学は、医師と患者とが「自然治癒力」の中に働く肉体と精神との力の管理法を学び取った時に初めて真に科学的になるであろう。この書物はその科学的伝統に役立つ書物である。

(訳注 ルネ・デュボスは一九〇一年フランス生まれのアメリカの微生物学者、実験病理学者で、ニューヨークのロックフェラー大学名誉教授。一九六九年著書 *So Human an Animal* に対してピューリッツァー賞受賞。一九八二年没)

訳者のことば

これはアメリカ・ジャーナリズムの巨人ノーマン・カズンズが自分自身体験した生命の奇蹟を語る書物だ。

カズンズは一九六四年ソ連への旅から帰米した直後、突然に難病の膠原病におそわれ、専門医から回復の可能性は五百分の一と宣告されるほどの重態におちいった。しかし人間の生命力、精神力の強さを信ずるカズンズは主治医ウイリアム・M・ヒッツィグ博士の理解ある協力を得て、現代医学の常識からすれば破天荒な積極的療法を試み、みごと死の淵から生還した。その体験記がアメリカのもっとも権威ある医学専門誌『ニューイングランド・ジャーナル・オブ・メディシン』(この雑誌に専門家以外の書いたものが載ることはほとんどない)の一九七六年十二月号に発表されると、アメリカの医学界にすさまじい反響を生み、実に三千人を越える各地の医師からの投書がカズンズのもとに殺到した。

カズンズはその後、読者の性急な誤解を恐れて、しばらくこの体験について語ることをしなかった。しかし先の文章に対する反響がやまないのを見て、さらに、闘病生活の間に痛感した現代医学界の欠陥についての省察と提言とを書き加え、一九七九年に『患者から見たある病気の解剖——治癒と再生についての省察』(*Anatomy of an Illness as Perceived by the Patient*, W. W. Norton & Co. Inc.)と題して出版した。この書物は出版後ただちにベスト・セラーとなり、一般読者の間に改めて大きな反響を生んだ。それはカズンズが現代医学界のあり方の根本に触れる問題、「人間の機械的、部分的把握」と「自然の生命力の軽視」とを突いたからである。アメリカでもっとも練達のジャーナリズムの突き刺したメスが現代医学の病因の深部をえぐったからだ。しかしカズンズが批判したのは、医師だけではなかった。彼は患者と医師の信頼関係を重視し、患者の側も従来の受身の態度を改め、治療における患者の自己責任を自覚しなければならぬと主張する。その一切の批判の底にカズンズ一流の深い世界観、人生観、宗教観が脈打っているから、それは月並な医療制度論議をはるかに越えるものになっている。カズンズは何よりも生命の神秘に襟を正して語っているのだ。

ノーマン・カズンズは一九一五年生まれ、コロンビア大学を卒業した後、ジャーナリズムの世界に入り、たちまちに頭角を現わし、『ニューヨーク・イブニング・ポスト』の教育問題リポーターや、ニューヨーク・タイムズ社出版の月刊誌『カレント・ヒストリー』の記者などを経て、書評誌『サタデー・レビュー』の編集長に任ぜられた。彼は一九四二年から七一年まで実に三十年近く編集長の椅子に坐りつづけ、同誌をアメリカ有数の書評誌、評論誌に育て上げ、わずか二万部の発行部数を六十万部まで伸ばした。しかし一九七一年新しい経営陣との間に意見の相違を来したために、同社を退職することとなり、アメリカの出版界に大きな波紋をまき起こした。当然のことながら、ノーマン・カズンズなき『サタデー・レビュー』が存続することは不可能で、経営は間もなく行きづまった。カズンズはそこで一九七三年に『サタデー・レビュー』を買いもどし、『サタデー・レビュー・ワールド』と改題して、再びその編集長となった。現在も名誉編集長の肩書で、ほとんど毎号短い論説を書きつづけている。

しかしカズンズは決して雑誌編集者だけの人ではない。彼はクエーカーの信仰に裏づけられた進歩主義者として世界連邦運動、平和運動、核兵器廃止運動、環境汚染反対運動の先頭に立ち、世界的な活動をつづけ、その功績によって内外の多くの賞を受けている。彼の事業の中で日本人にもっともよく記憶されているのはおそらく、一九五六年「広島の被爆乙女」二十五人をアメリカに連れて行き、形成外科手術を受けさせたことであろう。この事業は『サタデー・レビュー』の企画として行われたが、そのときカズンンズに協力して治療に当った医師の一人が本書の中に出てくるウイリアム・M・ヒッツィグ博士である。ヒッツィグ博士は当時カズンンズとともに広島を訪れている。

本書に述べられたカズンンズの省察と提言とを正しく理解するためには、今まで彼の行ってきた、そういう運動の跡をたどり、彼の発表した数々の評論を読んでみることが必要だ。わたしは一九七一年にカズンンズの評論集『ある編集者のオデッセイ』を訳した。これは彼の編集長就任二十五周年に当って出版された本で、『サタデー・レビュー』(早川書房)に載った評論の主なものが収められ、世界人としての彼の全貌を残りなく伝えている。本書を読まれて、もっと深く彼の考え方を理解したいと望む読者があったら、ぜひ一読してほしい。

カズンンズは現在ロサンゼルスのカリフォルニア大学医学部・大脳研究所の教授として医療ジャーナリズムの講義をしている。それはおそらく本書のもたらした一つの有意義な結果であろう。

わたしの友人、『日刊現代』の記者の寺石容一氏はアメリカ留学中カズンンズに師事した人であって、わたしは同氏からカズンンズの人となりをいろいろと伝え聞いている。わたし自身も寺石氏の橋渡しで、数年前ニューヨークへ行ったとき、『サタデー・レビュー』のオフィスでカズンズに面会した。そのときのカズンズの深く澄んだ瞳とおだやかな話し方が非常に印象的であった。寺石氏のもとに今年六月カズンズからとどいた手紙によれば、彼は去年クリスマス直前に心臓発作を起こして入院したそうである。医師は外科手術をすすめたが、カズンズはそれをしりぞけ、今度もまた「元気と適当な運動と栄養」とで五カ月で回復したという。彼は本書の中でも語っているように、「もう一度危機が来たら、もう一度全力をあげて」戦って見せたのだ。あのおだやかな人のどこからそんなすさまじいファイトが湧きでるのかと、不思議な気さえするのだが、しかしおだやかだから強いのだろう。

近来この国でも医療問題をめぐる論議がとみにやかましくなってきたが、その問題の一番深いところにあるものを論じているこの書物を、一人でも多くの患者と医師に読んでもらいたいというのが、わたしの希望である。ただしカズンズが決して非科学的な精神主義を唱えているのでないことだけは、ぜひ注意して読んでいただきたい。彼は誰よりも合理性と科学を重んずる人である。例えばビタミンCさえとれば、膠原病はなおるなどと言っているのではない。彼がすすめているのは、ビタミンCではなくて、人間の「生への意欲」である。生きるかぎり、あらゆる力をふりしぼって価値ある人生を生きようとする、その意欲である。

最後に、訳業に当って種々のご教示、ご援助を受けた方々に深く感謝の意を表する。

一九八一年九月一日関東大震災五十八周年の日に、茅ケ崎にて

＊

一九九〇年十二月一日(土)付の『ロサンゼルス・タイムズ』紙は、次のように報じた。

「その名前が四十年近く『サタデー・レビュー』誌と同義であった編集者、著作家、哲学者のノーマン・カズンズ氏が、ウエストウッドのホテルで重度の心臓発作に襲われた後、カリフォルニア大学病院で死去した。享年七十五歳。」

同紙はさらにその後につけ加えた。

「そのカズンズ氏は死の二カ月前、オレンジ・カウンティの集会で、「重要なのは、我わ

れが生きている間に何を行うかである。人生の大悲劇は死ではなく、我われが生きている間に、我われの内面のものが死に絶えることだ」と語ったばかりだった。」（大島康正氏訳）

カズンズの逝去から五年経過した現在、この書物が岩波書店の同時代ライブラリーに加えられることになったのは、それだけ日本でも著者の思想が理解され、受け入れられるようになってきたしるしかとも思われ、訳者として喜ばしい限りだ。この訳書が一九八一年講談社から単行本として発行された時の書名は『死の淵からの生還』、次いで一九八四年講談社文庫に収められた時の書名は『五〇〇分の一の奇蹟』、今回はまた『笑いと治癒力』という新しい書名で呼ばれることになった。今回の新版発行に際しては、細部の字句などに多少の改訂を行ったが、その他は旧版のままに留めた。名著の例に洩れず、この著も一九七九年の原書 *Anatomy of an Illness* 発行以来十七年の年月が流れているにもかかわらず、その内容はいよいよ新しく、いよいよ力強い。これまでの期間に全世界でどれだけの数の病人が、カズンズの主張にはげまされ、安心を得たことだろうか。そしてこれから先もどれだけの回復の「奇蹟」が演じられることだろうか。

カズンズはいなくなっても、その魂は本書の中に生きつづけている。わたしは今回つくづくそれを痛感し、一人でも多くの読者が本書にめぐり逢われることを祈っている。

一九九六年一月二十日

松田　銑

解説

小林　登

一回もお会いしたこともないのに、ノーマン・カズンズ氏というと、何となく親しみを感ずる。それは、私が一九五四年(昭和二十九年)アメリカに渡り、北国カナダとの国境にあるエリー湖畔の町クリーブランドの病院でインターン生活を始めたことに関係する。

そのアメリカでの最初の冬のこと、W家の人々は、留学生の私を一泊どまりで、家庭のクリスマスに招いて下さった。北から湖上を走る風は冷たく、クリスマスイヴには雪が霏々と降っていたが、クリスマス当日は快晴であった。爾来四十年を越すが、W家とは濃薄はあったもののお付き合いは今も続いている。

特に一九五六、七年頃には、お会いする度に、カズンズ氏の話がよく出た。W氏とカズンズ氏は、いろいろと交流があり、皮膚移植の治療で原爆の少女をニューヨークに招いた頃には、私にもW氏を通じて、何かと相談を受けたこともあったからである。当時、お会いする予定も出来たが、何らかの都合でキャンセルになってしまった。亡き人となった今、それをしみじみ残念に思えてならない。

そのカズンズ氏が難病にかかったのは、一九六〇年代中頃、この本を出版したのが一九七九年であるから、わが国は、社会のあらゆる局面で、物質的な豊かさの陰の部分がいろいろと問題になり始めた頃であった。医療のあり方にも新しい方向が求められていた。

しかし、医療は社会との関係の中のものであって、社会が変わらない以上変わり得ず、上述の流れはあまり進んではいない。したがって、本書が医療関係者ばかりでなく、患者などいろいろな立場の人々にもっと読まれれば、二一世紀のよりよい医療を作り上げる力になるものと信ずる。

この本の中に書かれている問題は、以下に述べるように、人間の体を機械論的に捉え、システム・情報論の立場から分析すれば、より深く理解され、より鋭い洞察が得られるものと思う。

人間の体は、極言すれば遺伝子により全てプログラムされていると言える。一個の受精卵から始まり、分裂による細胞の増殖、つづいて起こる分化によって、それぞれ形態的ならびに機能的な特長をもった細胞になり、それが組み合わされて組織になる。組織が組み合わされて臓器が出来、臓器・組織が組み合わされて、脳神経系、心血管系、肺呼吸系など生きていくのに必要な機能を分担するシステムが形成される。こういったシステムが統合されて、上位のシステムとして、生体が成り立っているといえるのである。

システムとしての体は、受精時に統合された父親と母親の遺伝子の新しい組み合わせがもつ情報によって自然に出来る、すなわち、自己組織化されるのである。また、システムが形成されると同時に、それを機能させるプログラムも自己組織化されているのが生命である。その上、プログラムは体の生理機能に関係する体のプログラムと、脳の精神心理・感覚に関係する心のプログラムに分けられる。プログラムの存在は、教育とか環境とかの影響の殆どない胎児や新生児の行動をみれば明らかである。笑いの治癒力の理解のため、少し細かく触れたい。

胎児は、子宮の中で手足を動かし、心拍動や呼吸運動にに似た胸部運動、指吸い行動までの多様な行動を示す。この世に生まれた途端に、新生児は産声を上げ、呼吸運動をはじめ、母親の乳首を吸啜し、まどろむ時には微笑み、支えて固い板に足をあてれば、歩く様に足を動かす(ステッピング反射・原始歩行)、さらにはものまね(例えば舌を出す)さえもするのである。

胎児や新生児のこういった行動は、遺伝子で決まるプログラムによって発現していると言えるが、反射的であり、自働的なものである。こういった基本的なプログラムは、バラバラで末梢分散システムとして存在しているのである。

幼少時の育児・保育・教育によって、子どもが生れながらにしてもっているこの基本的なプログラムを組み合わせて、大脳の支配下に入るのである。したがって、大人になれば、複雑な生活の中で多様な情報に対応可能な中枢集中システムに統合されたものを駆使して、生活しているのである。すなわち、それぞれのプログラムの大部分は、大脳、特に前頭葉によって、換言すれば知性の心のプログラムによって支配されるようになっているのである。

例えば、胎児の指吸い行動、新生児の乳首を吸啜する哺乳行動は正に反射的なもの、自働的なものであって、非特異的な刺激でも吸啜の体のプログラムは働く。しかし、育って乳児になると、知性の心のプログラムによる自分の意志でそれを働かし、求めて母乳を飲むようになるのである。

新生児の原始歩行(ステッピング反射)は、歩行のプログラムの存在を示すが、それは一、二ヵ月のうちに、いくら足を刺激しても出なくなる。下肢の自分の力で体重を支えることが出来ず、三次元の空間も見慣れていないために、この体のプログラムがオフになるからと言える。

しかし、生後一年も過ぎれば、視力も体力も発達して、何らかの機会に自分の意志で、そのプログラムにスイッチを入れ、ヨチヨチと歩き始め、そのうちにトコトコと手際よく歩くようになる。誰も、左足・右足の出し方、上げ方など、歩き方を教える必要はない。

やがて、その子どもが保育園・幼稚園に行くようになると、「真似る」、「学ぶ」、「考える」、「憶える」などの高度な精神機能の心のプログラムが、生活の中の情報を取り入れ、新しいプログラムの組み合わせをつくったり、組み合わせを変えたりすることによって、スキップしたり、ダンスしたりするようになる。陸上のオリンピック選手は、この歩くプログラムを上述の心のプログラムによって、極限までに良くしてゲームを競っているのである。

心のプログラムについても同じではなかろうか。「ムカつき・キレる」など、子どもの問題行動をみれば明らかである。乳幼児期に優しく育てられて基本的信頼ができ、それに基づき攻撃の心のプログラムが、知性の心のプログラムとリンクされると考えられる。それが出来なかったから、あるいは弱かったから、一寸したことでムカついたり、キレたりするのではなかろうかと思う。イジメや他の暴力も同じであろう。

乳幼児期に優しく育てられると、回りの人は私を愛している、人生は平和であると考えられる心、基本的信頼が育ち、三〜四歳になれば、他人の痛み、苦しみなどを理解する「心の理論」が出来るようになるのである。バラバラな基本的な心のプログラムも、より高位の知性の心のプログラムの支配下に入り、それを駆使して、われわれ大人は生活しているのである。

上述の新生児の微笑みのことを聞いて驚かれる方もあるかも知れないが、生まれたばかりの赤ちゃんが産湯をつかってまどろんでいる時、ニンマリとするのをみた人も少なくないであろう。妊娠後期の胎児の微笑みを超音波画像で捉えた報告さえもあるのである。

したがって、笑いのプログラムは生得的、すなわち遺伝的なものなのである。胎児や新生児のそれは、非特異的で内因的微笑と呼ばれるが、やがて育っていくと、母親のあやしに反応して、声をたてて笑うようになる。それは外因的微笑で、赤ちゃんは嬉しいと感じて笑っているのである。これが所謂、ソシアル・スマイルである。この時、笑いの心のプログラムは、より高位の知性の心のプログラムのコントロールに入っているのである。

心のプログラムは、脳にある知・情・意の精神・心理機能のそれぞれに関係するニューロンのネットワークを働かせるものである。目・耳・鼻・舌・皮膚から情報を取り込んで、心のプログラムにわたす感覚の心のプログラム、さらには他のプログラムをよくする「学ぶ」、「真似る」、「考える」、「憶える」など高度な精神機能の心のプログラムもある。

これに対して、体のプログラムは、循環・呼吸・消化・代謝・歩行・排泄などの生体の生理機能を働かせるものである。勿論、これにも自律神経など脳神経系が関係している。プログラムを機能させるものは、情報であるが、それを知性と感性の情報に分けることが出来よう。「知性の情報」は、前頭葉を中心とする知性に関するニューロンのネットワーク・システムに作用する情報といえる。「感性の情報」は、大脳の辺縁系を中心とする情緒に関係するニューロンのネットワーク・システムのプログラムに作用して、嬉しい・悲しい・怒るなどの情動を起こさせるものである。

ここまで来れば、カズンズ氏の言わんとする事を、私はどう考えようとしているか、見当がつかれたのではないかと思う。笑いは、「感性の情報」が中心になって心のプログラムを活性化する、その結果体のプログラムも活性化されて、治癒力が高まると説明出来る。心と体のプログラムは、脳・神経、すなわち自律神経系などを介して相互作用するものなのである。

心と体のプログラムの相互作用による変化を定量的に示す事例は、小児医療ではしばしば見ることが出来る。例えば、可愛がられない子どもは、発育が遅れ、身長・体重の増加が低減する事例が少なくない。これは、「優しさ」で代表される「感性の情報」が欠如することにより、心のプログラムが円滑に作動しなくなり、成長ホルモンの分泌、食物の消化・吸収など、成長・発達に直接・間接関係する体のプログラムがうまく働かないため、成長が止まるのである。勿論、「学ぶ」、「真似る」、「考える」、「憶える」などの心のプログラムの作動も悪くなり、知能の発達なども遅れる。

フランス革命二〇〇年を記念して、一九八九年パリで国際小児科学会議が開かれ、その特別講演で、チリのモンケベルグ教授が重症栄養失調児を治療する場合、優しく世話をする女性をつけると、子ども達は「生きるよろこび一杯」("joie de vivre")になり、体重増加は三〜四倍も早くなることを発表した。「生きるよろこび一杯」の状態は、心と体のプログラムがフル回転している時になる体全体の状態と言えよう。

さらに驚いたことに、下痢や肺炎などの感染症合併の頻度が十分の一程になり、死亡率もゼロになったというのである。栄養失調そのもので子どもが死亡することはなく、免疫力が低下して、感染症を頻発する。病院で治療しても、数パーセントはこれにより命を失うものなのである。この発表は、「優しさ」が抗生物質と同じような力を発揮することを示し、世界中の小児科医に強い感銘を与えた。

この「優しさ」の効果には科学的基盤がある。すなわち、優しくされることによって、子ども達の消化・吸収のプログラムから始まって、成長ホルモンの分泌プログラムばかりでなく、さらに抗体産生などの免疫機能のプログラムまでも活性化されるのである。すなわち、心身医学ばかりでなく、神経心理内分泌学、さらには、神経心理免疫学で説明出来る部分も明らかにされているのである。

カズンズ氏の言う笑いによる自然治癒力の強化も、これで充分説明出来るのではなかろうか。笑いは、人を「生きるよろこび一杯」"joie de vivre"の状態にするのである。リウマチという病気は、免疫と関係するので、神経心理免疫学の研究によって明らかにされるメカニズムによって、治癒力は高められるのであろう。

小児医療における「優しさ」と、カズンズ氏の「笑い」とを科学的にみると全く同一には論じられないかもしれない。笑いの方がより複雑で、よりポジティブな効果があるに違いない。

子どもは生まれながらにして、笑いのプログラムをもっていることは申し上げた。考えてみれば、それは脳の中にある「気持ちよさ」とか「優しさ」を感ずる神経細胞の基本的なネットワーク・システムと表情筋を結んだシステムであり、胎児や新生児の時には、非特異的な刺激でもそのプログラムにスイッチが入るから、微笑むのである。

それが、育つ中で、母親のあやしに対して声を立てて笑うようになるには、大脳の高度な精神機能のプログラム、特に前頭葉のそれとのリンクが出来なければならない。さらに、落語や芝居・映像などによる大人のような笑いになるには、三、四歳過ぎにできた、他人のフリをみてその人の心を理解出来る「心の理論」が充分に発達してからになると考えられる。

笑わせるような情報は、感性の情報ばかりでなく、知性の情報とも組み合わせられている複雑なものと考えられ、「心の理論」がなければ、プログラムにスイッチを入れることは出来ないに違いない。

笑いは、なんらかの理由で高められていた心の緊張が、笑いをおこすような知性や感性の情報によって、高等の精神機能とリンクしている笑いのプログラムが働いて、突然解除され、それを傍観して理解することが出来る心のプログラムも働いて、笑いがおこると説明される。

おこった緊張の解除が、期待と結末との間に違和感を残して安心に向かうとき、笑いのプログラムはフル回転して、声を出して笑ったり爆笑したりするようになるのであろう。その時に、神経心理内分泌学や神経心理免疫学で説明されるプログラムが、「優しさ」の場合と同じように作動してもおかしくはない。

創造力と長寿の関係も、同じ立場から説明出来よう。創造力を発揮するためには、高度の精神機能のプログラムをふくめて、多種多様な心のプログラムを作動させなければならない。それが作動してフル回転して、創造出来るようになれば、「生きるよろこび一杯」"joie de vivre"とは言えないかもしれないが、それに準ずる状態にはなろう。

そのような状態が続いたり、繰り返されたりすれば、「優しさ」の場合と同じように、体のプログラムも円滑に作動し、日々生活することになる。それが、長寿と結びついているように、私にはみえる。偉大なるシュヴァイツァーやカサルスは、当然のことながら、生まれながらに良い心と体のプログラムをもち、生き甲斐ある"joie de vivre"の状態の生活になっていたに違いない。

付言すれば、筆者もカズンズ氏と同じように、ビタミンCの信奉者である。私にとっては、ポーリング博士のノーベル賞とも関係があったかも知れないが、中年になって太り始めた頃歯槽膿漏を頻発するようになった。その時理由はわからなかったが、専門は免疫・アレルギー学なので、歯茎のまわりの免疫力が低下したからと私は勝手に考えた。

ビタミンCが、白血球の細菌の取り込みを強化し、殺菌する力を高める事を知っていたので、ためしに飲んでみた所、明らかに効果があった。しかし、結局のところ、体重が増加し、血糖が高まった事が原因と解り、体重をコントロールすることにより事態を収める事が出来た。

この体験から、ビタミンCの作用を勉強してみると、体の中で代謝のいろいろな局面でのそれなりの役割を果していることを知り、常用する事にしたのである。風邪のひき始め、疲れた時などに多少多めに飲む事も少なくない。オーバーになっても、ビタミンCは尿中に排泄されてしまうので、気楽に使っても良いと思っている。

考えてみれば、ノーマン・カズンズ氏は、わが国の医療界にも大きなものを残しているのかも知れない。二〇世紀最後の日本臨床リウマチ学会では、「笑う」ことが生体機能や精神機能に良い影響を与え、リウマチに対しても有効に働くという医学的な研究が多数報告された。それればかりでなく、特別講演として落語家が「高座」に上がり、学会メンバーとともにリウマチ患者数百人がその落語に耳を傾けたということが、新聞紙上に報道された。いろいろな意味で医学史上、画期的な出来事である。「笑いの科学」の始まりでもあると言えよう。

そればかりでなく、ホリスティック・メデシンという言葉を使っていない場合も多いが、心と体を一体と考え、心と体のプログラムを活性化させ相互作用させようという考えが医療の中で次第に大きな流れにもなっている。

癌手術を受けた患者がチームを組んでスイスのマッターホルンに登山するなどは、その代表であろう。また、漢方・マッサージなども、代替医療あるいは補完医療という名のもとに医療の一部に位置づけて、西洋医学と組み合わせる事に、多くの医師は抵抗がなくなっている。それは、私の言うシステム・情報論で患者を捉える考え方から見れば、当然のように思える。

二〇世紀を支えてきたカルテシアンの哲学はある意味で、限界を示している部分もあるが、それは科学・技術ばかりでなく、人間の諸活動の中でも明らかになって来ている。二〇世紀は、確かに科学・技術によって「もの」の時代になり、物質的に豊かな社会を作った。しかし、その基盤となって来たカルテシアンの要素還元論を取り込み乗り越えて、

「関係」、「共生」あるいは「場」なども考える新しい統合全体論も考えなければならない時に来ているのである。

それは、現在の社会のあらゆる局面でみられている問題をみれば明らかであろう。生活廃棄物・産業廃棄物の山、稀薄な人間関係、犯罪ばかりでなく、子どもから大人までにみられる問題行動の増加、そして経済の破綻など枚挙にいとまがない。人間の諸活動の基盤にも、カルテシアン哲学の行き過ぎが関係したとも考えられるのである。

こう言った問題を解決するには、二一世紀は「こころ」の時代にしなければならない。特に医療は、二一世紀冒頭にあたり、「笑い」や「優しさ」などにみられるファジーな心と体の相互作用も科学の対象として、その成果を利用出来るよう、パラダイムの転換が求められているのである。

（東京大学名誉教授・国立小児病院名誉院長）

〈参考文献〉

小林登「優しさを科学する」、『医療原論——医の人間学』（竹内正監修、大井玄・堀原一・村上陽一郎編、弘文堂、一九九六）第六章九四—一〇八頁。

本書は講談社刊『死の淵からの生還——現代医療の見失っているもの』(一九八一年一二月)を改題したものである。底本には、同時代ライブラリー版(一九九六年四月)を用いた。

笑いと治癒力　ノーマン・カズンズ

2001年2月16日　第1刷発行
2024年9月5日　第24刷発行

訳　者　松《まつ》田《だ》銑《せん》

発行者　坂本政謙

発行所　株式会社　岩波書店
〒101-8002 東京都千代田区一ツ橋2-5-5
案内 03-5210-4000　営業部 03-5210-4111
https://www.iwanami.co.jp/

印刷・精興社　製本・中永製本

ISBN 978-4-00-603030-8　Printed in Japan

岩波現代文庫創刊二〇年に際して

二一世紀が始まってからすでに二〇年が経とうとしています。この間のグローバル化の急激な進行は世界のあり方を大きく変えました。世界規模で経済や情報の結びつきが強まるとともに、国境を越えた人の移動は日常の光景となり、今やどこに住んでいても、私たちの暮らしは世界中の様々な出来事と無関係ではいられません。しかし、グローバル化の中で否応なくもたらされる「他者」との出会いや交流は、新たな文化や価値観だけではなく、摩擦や衝突、そしてしばしば憎悪までをも生み出しています。グローバル化にともなう副作用は、その恩恵を遥かにこえていると言わざるを得ません。

今私たちに求められているのは、国内、国外にかかわらず、異なる歴史や経験、文化を持つ「他者」と向き合い、よりよい関係を結び直してゆくための想像力、構想力ではないでしょうか。

新世紀の到来を目前にした二〇〇〇年一月に創刊された岩波現代文庫は、この二〇年を通して、哲学や歴史、経済、自然科学から、小説やエッセイ、ルポルタージュにいたるまで幅広いジャンルの書目を刊行してきました。一〇〇〇点を超える書目には、人類が直面してきた様々な課題と、試行錯誤の営みが刻まれています。読書を通した過去の「他者」との出会いから得られる知識や経験は、私たちがよりよい社会を作り上げてゆくために大きな示唆を与えてくれるはずです。

一冊の本が世界を変える大きな力を持つことを信じ、岩波現代文庫はこれからもさらなるラインナップの充実をめざしてゆきます。

（二〇二〇年一月）

S317
全盲の弁護士　竹下義樹
小林照幸

視覚障害をものともせず、九度の挑戦を経て弁護士の夢をつかんだ男、竹下義樹。読む人の心を揺さぶる傑作ノンフィクション！

S318
一粒の柿の種
―科学と文化を語る―
渡辺政隆

身の回りを科学の目で見れば…。その何と楽しいことか！　文学や漫画を科学の目で楽しむコツを披露。科学教育や疑似科学にも一言。〈解説〉最相葉月

S319
聞き書　緒方貞子回顧録
野林健
納家政嗣編

「人の命を助けること」、これに尽きます――。国連難民高等弁務官をつとめ、「人間の安全保障」を提起した緒方貞子。人生とともに、世界と日本を語る。〈解説〉中満　泉

S320
「無罪」を見抜く
―裁判官・木谷明の生き方―
木谷　明
山田隆司
嘉多山宗聞き手・編

有罪率が高い日本の刑事裁判において、在職中いくつもの無罪判決を出し、その全てが確定した裁判官は、いかにして無罪を見抜いたのか。〈解説〉門野　博

S321
聖路加病院　生と死の現場
早瀬圭一

医療と看護の原点を描いた『聖路加病院で働くということ』に、緩和ケア病棟での出会いと別れの新章を増補。〈解説〉山根基世

岩波現代文庫[社会]

S322
菌世界紀行
—誰も知らないきのこを追って—
星野保

大の男が這いつくばって、世界中の寒冷地にきのこを探す。雪の下でしたたかに生きる菌たちの生態とともに綴る、とっておきの〈菌道中〉。〈解説〉渡邊十絲子

S323-324
キッシンジャー回想録 中国(上・下)
ヘンリー・A・キッシンジャー
塚越敏彦ほか訳

世界中に衝撃を与えた米中和解の立役者であるキッシンジャー。国際政治の現実と中国の論理を誰よりも知り尽くした彼が綴った、決定的「中国論」。〈解説〉松尾文夫

S325
井上ひさしの憲法指南
井上ひさし

「日本国憲法は最高の傑作」と語る井上ひさし。憲法の基本を分かりやすく説いたエッセイ、講演録を収めました。〈解説〉小森陽一

S326
増補版 日本レスリングの物語
柳澤健

草創期から現在まで、無数のドラマを描ききる日本レスリングの「正史」にしてエンターテインメント。〈解説〉夢枕獏

S327
抵抗の新聞人 桐生悠々
井出孫六

日米開戦前夜まで、反戦と不正追及の姿勢を貫きジャーナリズム史上に屹立する桐生悠々。その烈々たる生涯。巻末には五男による〈親子関係〉の回想文を収録。〈解説〉青木理

2024. 8

S328
人は愛するに足り、真心は信ずるに足る
―アフガンとの約束―
中村　哲
澤地久枝(聞き手)

戦乱と劣悪な自然環境に苦しむアフガンで、人々の命を救うべく身命を賭して活動を続けた故・中村哲医師が熱い思いを語った貴重な記録。

S329
負け組のメディア史
―天下無敵　野依秀市伝―
佐藤卓己

明治末期から戦後にかけて「言論界の暴れん坊」の異名をとった男、野依秀市。忘れられた桁外れの鬼才に着目したメディア史を描く。〈解説〉平山　昇

S330
ヨーロッパ・コーリング・リターンズ
―社会・政治時評クロニクル2014-2021―
ブレイディみかこ

人か資本か。優先順位を間違えた政治は希望を奪い貧困と分断を拡大させる。地べたから英国を読み解き日本を照らす、最新時評集。

S331
増補版　悪役レスラーは笑う
―「卑劣なジャップ」グレート東郷―
森　達也

第二次大戦後の米国プロレス界で「卑劣な日本人」を演じ、巨万の富を築いた伝説の悪役レスラーがいた。謎に満ちた男の素顔に迫る。

S332
戦争と罪責
野田正彰

旧兵士たちの内面を精神病理学者が丹念に聞き取る。罪の意識を抑圧する文化において豊かな感情を取り戻す道を探る。

岩波現代文庫［社会］

S333
孤塁
—双葉郡消防士たちの3・11—
吉田千亜

原発が暴走するなか、住民救助や避難誘導、原発構内での活動にもあたった双葉消防本部の消防士たち。その苦闘を初めてすくいあげた迫力作。新たに『孤塁』その後」を加筆。

S334
ウクライナ　通貨誕生
—独立の命運を賭けた闘い—
西谷公明

自国通貨創造の現場に身を置いた日本人エコノミストによるゼロからの国づくりの記録。二〇一四年、二〇二二年の追記を収録。〈解説〉佐藤　優

S335
「科学にすがるな！」
—宇宙と死をめぐる特別授業—
佐藤文隆
艸場よしみ

「死とは何かの答えを宇宙に求めるな」と科学論に基づいて答える科学者vs.死の意味を問い続ける女性。3・11をはさんだ激闘の記録。〈解説〉サンキュータツオ

S336
増補
空疎な小皇帝
「石原慎太郎」という問題
斎藤貴男

差別的な言動でポピュリズムや排外主義を煽りながら、東京都知事として君臨した石原慎太郎。現代に引き継がれる「負の遺産」を、いま改めて問う。新取材を加え大幅に増補。

S337
鳥肉以上、鳥学未満。
—Human Chicken Interface—
川上和人

ボンジリってお尻じゃないの？　鳥の首はろくろ首!?　トリビアもネタも満載。キッチンから始まる、とびっきりのサイエンス。〈解説〉枝元なほみ

2024. 8

岩波現代文庫［社会］

S338-339
あしなが運動と玉井義臣（上・下）
―歴史社会学からの考察―
副田義也
日本有数のボランティア運動の軌跡を描き出し、そのリーダー、玉井義臣の活動の意義を歴史社会学的に考察。〈解説〉苅谷剛彦

S340
大地の動きをさぐる
杉村新
地球の大きな営みに迫ろうとする思考の道筋と、仲間とのつながりがからみあい、研究は深まり広がっていく。プレートテクトニクス成立前夜の金字塔的名著。〈解説〉斎藤靖二

S341
歌うカタツムリ
―進化とらせんの物語―
千葉聡
実はカタツムリは、進化研究の華だった。行きつ戻りつしながら前進する研究の営みと、カタツムリの進化を重ねた壮大な歴史絵巻。〈解説〉河田雅圭

S342
戦慄の記録 インパール
NHKスペシャル取材班
三万人もの死者を出した作戦は、どのように立案・遂行されたのか。牟田口司令官の肉声や兵士の証言から全貌に迫る。〈解説〉大木毅

S343
大災害の時代
―三大震災から考える―
五百旗頭真
阪神・淡路大震災、東日本大震災、熊本地震に被災者として関わり、東日本大震災の復興構想会議議長を務めた政治学者による報告書。〈緒言〉山崎正和

2024. 8

岩波現代文庫［社会］

S344-345
ショック・ドクトリン（上・下）
―惨事便乗型資本主義の正体を暴く―
ナオミ・クライン
幾島幸子
村上由見子 訳

戦争、自然災害、政変などの惨事につけこみ多くの国で断行された過激な経済改革の正体を鋭い筆致で暴き出す。〈解説〉中山智香子

S346
増補 教育再生の条件
経済学的考察
神野直彦

日本の教育の危機は、学校の危機だけではなく、社会全体の危機でもある。工業社会から知識社会への転換点にある今、真に必要な教育改革を実現する道を示す。〈解説〉佐藤 学

S347
秘密解除 ロッキード事件
―田中角栄はなぜアメリカに嫌われたのか―
奥山俊宏

田中角栄逮捕の真相は？ 中曽根康弘と米政府との知られざる秘密とは？ 秘密指定解除が進む当時の米国公文書を解読し、戦後最大の疑獄事件の謎に挑む。〈解説〉真山 仁

2024. 8